MÉMOIRE HISTORIQUE

SUR DIVERS POINTS

DE LA

PATHOLOGIE URINAIRE,

Par le Dᵣ L.-Aug. MERCIER.

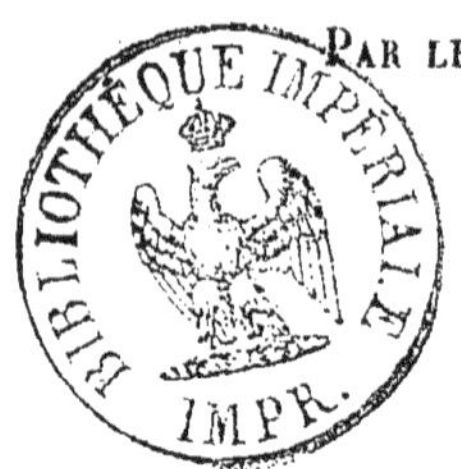

I.

On se demandera sans doute, en lisant le titre de ce volume (1), comment il se fait qu'après treize années d'attente, je ne donne pas encore le tome second de mes *Recherches sur les maladies des organes urinaires et génitaux, considérées particulièrement chez les hommes âgés*.

C'est que ce n'est pas un travail facile et simple que d'être obligé de créer, pour ainsi dire de toutes pièces, une partie aussi considérable et aussi importante de la chirurgie ; car, je n'ai pas besoin de le dire, presque tout est à faire sur ce sujet. J'en ai déjà élucidé quelques points : les uns ont été publiés, et d'autres le seront prochainement ; mais combien exigent encore des recherches ! Plus j'avance, plus l'horizon s'élargit ; et loin de voir le nombre des inconnues diminuer à mesure que j'entrevois quelques lueurs, il semble, au contraire, qu'elles ne servent qu'à me faire découvrir des problèmes nouveaux à résoudre, des difficultés nouvelles à surmonter.

Une autre cause de ce retard, c'est le concours pour le prix ins-

---

(1) Ce Mémoire forme la préface d'un volume qui sera publié incessamment *sur le traitement de plusieurs maladies des organes urinaires, considérées spécialement chez les hommes âgés, et sur la lithotritie.*

1

titué, près de l'Académie de médecine de Paris, par le marquis d'Argenteuil (1). Jusqu'à 1844, mon temps a été employé à préparer les matériaux à l'aide desquels je me disposais à entrer en lice, et, depuis cette époque jusqu'à l'année 1852, que pouvais-je faire lorsque j'étais obligé de recommencer à chaque instant, pour chacun des membres des diverses commissions qui se sont succédé, la démonstration de ce qui, pour moi, était parfaitement clair depuis longtemps?

Enfin me voilà rendu à moi-même et à la science, et, quoique j'aie quelques années de plus et beaucoup d'illusions de moins, je me sens assez d'entraînement vers elle pour ne pas désespérer de pouvoir mener à bonne fin quelques nouvelles parties de la grande tâche que j'ai commencée : c'est encore un peu de temps qu'il me faut.

Ma destinée a été singulière dans ce concours.

Trois commissions ont été chargées successivement d'examiner les travaux des candidats.

La première avait partagé le prix entre quatre compétiteurs ; elle en avait adjugé quatre dixièmes au premier, trois dixièmes au second, deux dixièmes au troisième, et un dixième au quatrième ; je me trouvais le second.

La deuxième ne crut pas devoir établir un ordre parmi les cinq ou six dont les travaux lui avaient paru mériter quelque distinction. Et, en effet, ç'aurait été peine absolument inutile, puisqu'elle se bornait à leur décerner une mention honorable. Je me trouvais parmi les mentionnés.

Enfin, la troisième a donné le prix à un chirurgien de Lyon, en le balançant, dans son rapport, avec un autre candidat et moi.

---

(1) Voici les termes de son testament : « Je lègue à l'Académie de méde-
« cine de Paris la somme de 30,000 fr. pour être placée, avec les intérêts
« qu'elle produira du jour de mon décès, en rentes sur l'État, dont le re-
« venu accumulé sera donné tous les six ans à l'auteur du perfectionnement
« le plus important apporté, pendant cet espace de temps, aux moyens
« curatifs des rétrécissements du canal de l'urèthre. Dans le cas, mais dans
« le cas seulement où, pendant une période de six ans, cette partie de l'art
« de guérir n'aurait pas été l'objet d'un perfectionnement assez notable
« pour mériter le prix que j'institue, l'Académie pourra l'accorder à l'au-
« teur du perfectionnement le plus important apporté, durant ces six ans,
« au traitement des autres maladies des voies urinaires. »

Si maintenant je rappelle que cette commission m'accorde :

1º D'avoir émis, « sur l'étiologie et la nature des rétrécissements, des idées d'une haute portée » (Rapp., p. 43), « des vues nouvelles et originales qui jettent de la lumière sur certains cas difficiles à expliquer d'après les idées régnantes » (*ibid.*, p. 7) ;

2º D'avoir publié *des études complètes et d'un grand intérêt, de remarquables travaux* sur les valvules musculaires du col de la vessie, lésion qui peut simuler ou compliquer les rétrécissements de l'urèthre (*ibid.*, p. 43) ;

3º De m'être occupé des maladies de la prostate, notamment des saillies valvulaires qu'amène au col vésical l'hypertrophie de cet organe, et d'avoir en outre imaginé un instrument *fort ingénieux* pour en pratiquer l'excision, opération dont la commission dit « avoir constaté *l'importance et l'utilité* » (*ibid.*, p. 44) ;

4º D'avoir « présenté un brise-pierre à mors plats, et une sonde à double courant destinée à évacuer les fragments de calcul, instruments appelés à rendre *des services réels à la lithotritie* » (*ibid.*, p. 45) ;

Si, dis-je, on compare ces témoignages avec ce que le même rapport dit du candidat placé sur la seconde ligne avec moi, qu'*il a très-peu inventé* (*ibid.*, p. 29), je crois pouvoir en conclure que, malgré que la commission ne nous ait pas assigné de rang, j'étais le second dans son esprit, c'est-à-dire immédiatement après le lauréat.

Si nous mettons actuellement de côté le jugement de la deuxième commission, qui n'a pas établi de classification, et que nous comparions ensemble les conclusions de la première et celles de la troisième, nous trouvons :

1º Que le candidat mis le premier dans le rapport de la première commission a complétement disparu dans les conclusions de la troisième ;

2º Que le candidat placé le premier dans le rapport de la troisième n'était même pas mentionné dans les conclusions de la première, et qu'il en était de même de celui qui fut mis avec moi au second rang ;

3º Que je suis en seconde ligne dans les deux rapports.

Ce rang secondaire, mais invariable, malgré les revirements de tous mes compétiteurs, prouve au moins que je ne le dois ni à la faveur, ni au caprice. Et en effet, de toutes les idées nouvelles que j'ai apportées dans ce concours, idées multiples, idées fort importantes pour la plupart, il n'en est pas une qui n'ait résisté à ce triple examen; et si quelques-unes ont paru nécessiter encore quelques démonstrations ultérieures, presque toutes ont été acceptées comme vérités parfaitement acquises à la science : les rapports que je reproduirai textuellement à la fin de ce chapitre, en font foi.

Mais on se demandera peut-être pourquoi, au milieu de ces apparitions et disparitions successives de mes compétiteurs, je n'ai pu arriver en première ligne. Voici ce qu'on lit à cet égard à la page 43 du Rapport de la dernière commission :

« Tout en rendant justice à ces remarquables travaux (de M. Mercier), nous ne pouvons les admettre *comme répondant au programme formulé par le fondateur de ce concours.* »

Il s'agit, comme on voit, d'une interprétation des termes du testament du marquis d'Argenteuil, interprétation purement scientifique et par cela même susceptible d'être discutée sans sortir des limites des convenances.

Et d'abord qu'entendait le testateur par *rétrécissements de l'urèthre?*

Il est de notoriété publique que ce malheureux, mais trop timoré malade, ne consentit jamais à se laisser sonder par un chirurgien : plusieurs membres des commissions précédentes, qu'il avait consultés, sont unanimes à cet égard.

Il est donc évident qu'il croyait avoir un rétrécissement par cela seul qu'il urinait avec difficulté; pour lui, rétention d'urine et rétrécissement étaient une seule et même maladie : un terme exprimait la cause, et l'autre l'effet.

A ce point de vue, toutes les causes de rétention d'urine pouvaient également prétendre à son legs.

Je vais plus loin, et j'appelle l'attention des lecteurs sur ce point. J'ai acquis la certitude (1) que, presque tous les jours, M. d'Argenteuil était obligé de se passer lui-même, jusque dans la vessie, des bougies assez volumineuses, tantôt de cire, tantôt de gomme élastique. Eh bien! je pose en fait que, puisqu'il se passait des bougies, sa rétention ne dépendait pas uniquement ou peut-être même ne dé-

____

(1) Je la tiens d'un de ceux qui lui donnaient les soins les plus intimes, et qui est aujourd'hui concierge rue Neuve-des-Bons-Enfants, 1.

pendait en rien de la présence d'un rétrécissement. Il est impossible qu'un canal, qui permet à une main inexpérimentée l'introduction d'une bougie, soit rétréci au point d'empêcher l'urine de passer. Cette proposition, quoique contraire à certaines opinions, n'en est pas moins vraie. A-t-on jamais vu un rétrécissement du méat urinaire perméable aux bougies, arrêter l'urine et amener la distension de la portion pénienne de l'urèthre? Pourquoi ce qui se passe sous nos yeux se passerait-il autrement dans les parties profondes? La rétention d'urine, il est vrai, s'observe assez souvent avec des rétrécissements faciles à franchir; mais j'ai fait voir que cela tient à des complications qu'on avait méconnues avant moi, et je ne crois pas trop m'aventurer en disant que c'est là une de ces idées que M. le rapporteur dit être d'*une haute portée* et *jeter de la lumière sur certains cas difficiles à expliquer d'après les idées régnantes.* (Rapp., p. 7.)

Si donc il est vrai que les rétrécissements de l'urèthre donnent souvent naissance à certaine complication qui, à son tour, peut devenir maladie principale, de telle sorte que tous les traitements possibles des rétrécissements soient sans effet si l'on n'attaque pas la complication, l'homme qui a fait connaître celle-ci et un moyen facile et sûr de la faire disparaître, n'a-t-il pas ajouté au traitement des rétrécissements autant au moins que celui qui aurait perfectionné les méthodes opératoires mises en usage contre ces derniers? Car enfin, il y a longtemps qu'on dilate les rétrécissements, qu'on les dilate plus ou moins bien, pour plus ou moins de temps, tandis que les malades, chez lesquels existait la complication dont il s'agit, étaient en proie à des souffrances sans relâche, et ne pouvaient espérer du calme que dans la tombe. Eh bien! ces cas existent, la commission le reconnaît (Rapp., p. 7 et 43), et ils sont même beaucoup plus communs qu'on ne serait tenté de le croire; ce qui tient à ce qu'on attribue à toute autre cause les difficultés qui se présentent alors. Aussi est-il probable qu'on a mis pour ainsi dire hors du concours d'Argenteuil précisément les travaux qui seuls auraient fourni les moyens de guérir le malheureux malade qui l'a institué.

Mais admettons qu'une Académie de médecins ne puisse pas donner au mot rétrécissement la signification vague que lui donnait un homme du monde; toujours est-il qu'on devait l'interpréter au moins dans le sens que la chirurgie donnait à ce mot au moment où le testateur écrivait ses dernières volontés.

Or, j'ai prouvé que certaines affections, regardées même aujourd'hui comme des rétrécissements, sont plutôt des déviations de l'urèthre; j'ai indiqué les moyens de les franchir, pour ainsi dire, à volonté, et ceux de les guérir; et, quoique la commission fasse ses réserves à cet égard, qu'elle n'ose pas encore admettre mes idées comme théorie générale, il n'en est pas moins vrai qu'elle les admet « pour certains cas » (Rapp., p. 7). Eh bien! si ces cas étaient, avant moi, confondus avec les rétrécissements, me serais-je donc moi-même exclu du concours en éclairant sur leur nature, et en faisant voir qu'ils sont autre chose que ce qu'on croyait? Si l'existence de véritables rétrécissements n'était pas aussi bien prouvée, et qu'un chirurgien vînt à démontrer qu'il n'en existe pas, que tout ce qu'on leur attribuait doit être expliqué différemment, aurait-il par cela même perdu tout droit au prix d'Argenteuil?

Si l'Académie continuait d'interpréter le testament d'une manière aussi étroite, elle fermerait, autant qu'il dépendrait d'elle, la voie à tout progrès; car il est évident que le testateur ne pouvait pas proposer un prix pour le traitement de maladies et de complications qui étaient entièrement inconnues de son temps.

Et, qu'on le remarque bien, cette question n'est pas tout à fait oiseuse, elle ne manque même pas d'une certaine importance, et elle appelle une prompte solution; car, s'il était vrai que ce concours dût rouler éternellement dans un cercle aussi étroit, il serait de toute équité de le dire, afin d'empêcher beaucoup de jeunes gens de s'engager dans cette impasse où, pendant près de dix ans, je n'ai pu me livrer à quelque occupation suivie, où j'ai faussé mon avenir, où j'ai consumé les plus belles années de mon existence en efforts opiniâtres et stériles, pour m'entendre dire, à la fin, que *mes travaux sont remarquables, mais qu'ils ne répondent pas au programme formulé par le fondateur du concours* (1).

---

(1) Voici comment, en 1846, je terminais un *Résumé analytique* de mes travaux, publié pour faciliter, en ce qui me concernait, le travail de mes juges :

« On m'a objecté que mes principaux travaux sont étrangers aux rétrécissements de l'urèthre, et ne rentrent, par conséquent, que d'une manière indirecte dans les termes du testament du marquis d'Argenteuil.

Voici les fruits que j'ai retirés de cette lutte démoralisante.

J'ai eu à supporter les plus rudes épreuves, à repousser les attaques les plus passionnées, à me défendre contre les plagiats les plus scandaleux ; qu'il me soit du moins permis de me servir du rapport de la

---

« Or, je crois avoir contribué au perfectionnement de la pathologie et de la thérapeutique de ces rétrécissements :

« 1º En faisant voir que les rétrécissements fibreux méritent seuls ce nom, et en assignant aux autres espèces des auteurs leur véritable place nosologique ; en expliquant comment les premiers se forment ; en prouvant que leurs effets sur le cours de l'urine et du sperme sont loin d'être ce qu'on croyait, et en démontrant que beaucoup de phénomènes dont ils s'accompagnent étaient inexplicables avant la découverte des *valvules musculaires* qui les compliquent très-souvent.

« 2º En faisant comprendre pourquoi, dans les cas où le cathétérisme présente de grandes difficultés, il vaut mieux, plutôt que d'insister sur des manœuvres pénibles et dangereuses, recourir à certains moyens qui présentent de grandes chances de succès, et qui, sans la connaissance des valvules du col de la vessie et de leurs causes, paraîtraient tout à fait irrationnels.

« 3º En indiquant une méthode simple, qui m'a permis, à moi et à d'autres, de franchir extemporanément des rétrécissements qui avaient résisté à des mains on ne peut plus habiles. (Depuis plus de quatorze ans, je n'ai jamais rencontré qu'un seul malade chez lequel je n'aie pu pénétrer, et encore était-ce parce que deux chirurgiens qui m'avaient précédé avaient fait une fausse route que je ne pus éviter, et par laquelle j'arrivais à 20 centimètres de profondeur. Il m'avait été adressé, il y a huit ou neuf ans, par le Dr Videcoq). Remarquons que l'introduction de la première bougie est souvent le temps le plus difficile du traitement, et que la plupart des moyens présentés au concours supposent ce premier temps accompli.

« 4º En faisant connaître le véritable effet de l'action des muscles ambiants sur la portion membraneuse et sur le col vésical, et en faisant sentir, par cela même, la nécessité de donner aux bougies et aux sondes une certaine courbure et une certaine direction pour arriver dans la vessie.

« 5º En démontrant, et par le raisonnement et par l'expérience, qu'aucun traitement ne garantit une guérison radicale, que la dilatation doit être la méthode générale, que dans quelques cas la scarification devient nécessaire, et que la cautérisation ne convient que pratiquée superficiellement, lorsqu'il s'agit de modifier la sensibilité dont le rétrécissement et les parties voisines sont assez souvent le siége.

« 6º En cherchant à apprécier à leur juste valeur les divers procédés de dilatation, en démontrant par des faits nombreux les graves inconvénients des sondes à demeure et de la dilatation forcée, et en faisant voir qu'en

8

commission pour cicatriser quelques-unes de mes blessures, et pour mettre en lumière le degré de bonne foi avec laquelle certains adversaires m'ont combattu.

II.

> « Celui qui se pose comme auteur et s'attribue des découvertes déjà faites, non seulement devient injuste, mais compromet sa réputation d'instruction et de bonne foi, et se fait tort à lui-même sans porter atteinte aux droits de ceux qu'il s'efforce de dépouiller (CIVIALE, *Traité des mal. des org. génit. et urin.*, 2° éd., t. II, p. XXXIV).

M. Civiale n'était pas compétiteur, il faisait au contraire partie de la première commission ; il n'en a pas moins cherché à me nuire par tous les moyens possibles, et voici pourquoi :

C'est lui qui a donné le signal de cette incessante déprédation contre laquelle je suis chaque jour, depuis près de quinze ans, obligé de me défendre.

Au commencement de 1841, j'ai publié le premier volume de mes *Recherches sur les maladies des organes génitaux et urinaires, considérées spécialement chez les hommes âgés*, volume qui, du reste, n'était que le développement de travaux publiés, de 1836 à cette époque, dans divers recueils, et particulièrement dans les *Bulletins de la Société anatomique*, les *Archives de médecine*, la *Gazette médi-*

---

agissant d'une manière bien simple, on peut arriver, la plupart du temps, à la guérison en six, huit ou dix jours, sans douleur, sans fièvre, sans hémorrhagie, sans même interrompre les occupations du malade, inconvénients presque inséparables de méthodes plus violentes, dont quelques-unes ont même amené, en peu d'heures, la mort d'hommes bien portants du reste.

« 7° En imaginant un instrument qui, dans le cas où la scarification devient nécessaire, agit à coup sûr sur le point rétréci, fibreux, *et sur lui seulement*, de manière qu'il n'expose pas aux hémorrhagies et autres accidents qu'on a vus résulter de l'ouverture des cellules vasculaires qui constituent le tissu spongieux de l'urèthre.

« 8° Enfin, j'ai péremptoirement démontré, *et j'insiste particulièrement sur ce point*, que tout traitement du rétrécissement deviendrait inutile, si, *une valvule permanente existant au col de la vessie*, on ne traitait pas cette complication comme je l'ai indiqué. »

cule, etc. Cinq mois après (1), M. Civiale publia le deuxième volume de son *Traité des maladies des organes génito-urinaires*, et je fus très-surpris de voir que mon ouvrage y avait été presque entièrement reproduit, sinon textuellement, du moins en substance. Admettons, comme le veut M. Civiale, que toutes les idées que j'ai émises comme nouvelles ou comme développées par moi, ne fussent que monnaie courante, il me resterait encore à lui demander à quel titre non seulement mes divisions, mais quelquefois même mes expressions, se sont trouvées si fidèlement copiées dans ce volume.

Depuis quelques semaines déjà, l'ouvrage de M. Civiale était en circulation, et malgré cela je gardais le plus profond silence, lorsque l'auteur, non content d'avoir consigné dans un chapitre de son livre plusieurs idées relatives aux barrières du col de la vessie, qu'il avait extraites de mon ouvrage, en fit l'objet d'un manuscrit qu'il présenta à l'Académie des Sciences. C'est alors seulement que j'adressai de mon côté un Mémoire à cette société (31 mai 1841), en la priant purement et simplement de le renvoyer à la commission chargée d'examiner celui de M. Civiale. Rien de plus naturel sans doute; et puisque M. Civiale se croyait tellement dans son droit, il devait tout naturellement aussi attendre le jugement de la commission.

Point du tout : le 7 juin, il répondit à l'Académie que son travail était imprimé, ce qui, d'après les règlements, interdisait à la commission le droit de le juger; et, ce qui devait en outre lui en ôter l'envie, il ajoutait que ni ses travaux ni les miens n'avaient rien appris quant à l'idée première.

Il y avait justice de sa part à se juger de la sorte; mais, pour ce qui me concerne, nous verrons plus loin l'opinion des Académies des sciences et de médecine.

Ce n'est pas tout.

En tacticien exercé et rompu depuis longtemps à de nombreuses joûtes semblables, M. Civiale transporta la guerre sur mon terrain, mais, comme toujours, en cachant bien ses armes. « D'un autre côté, ajoutait-il, je trouve dans l'ouvrage de mon confrère un article qui n'a pas moins de quatorze pages, et qui reproduit, sans indiquer la source, une série d'observations publiées par moi quatre ans aupa-

---

(1) Mon ouvrage se trouve annoncé par le *Journal de la Librairie* dans le n° du 25 janvier 1841, et celui de M. Civiale dans le n° du 1ᵉʳ mai.

ravant. On aura la preuve de ce que j'avance en comparant ce que j'ai imprimé, en 1837, dans mon *Traité pratique* (p. 2 et suiv.), avec ce que M. Mercier a communiqué en 1839 à la Société anatomique, et inséré de nouveau, sauf quelques changements de rédaction, dans son ouvrage (p. 50 et suiv.). Je n'avais pas réclamé à cet égard, parce que je n'aime pas à occuper l'Académie de si petites discussions; mais je crois devoir en faire ici la remarque, *puisque c'est le meilleur moyen de prouver que, s'il y a eu emprunt, du moins il n'a pas été mon fait.* »

Qui ne croirait, en lisant ceci, qu'il s'agit toujours des barrières ou valvules du col de la vessie? Nullement, il s'agit de la structure musculaire de ce viscère.

Qui ne croirait du moins que le plagiat commis par moi est évident, palpable? Nullement encore. J'ai prouvé à M. Civiale que ma description est totalement différente de la sienne (1). Ainsi, pour n'en citer qu'un exemple, tandis qu'il place un plan de fibres longitudinales entre deux couches de fibres transversales; au contraire, suivant moi et suivant la nature, c'est la couche transversale, s'il en est une qu'on puisse appeler ainsi, qui se trouve entre deux plans de fibres longitudinales.

S'il est dans mon ouvrage une partie vraiment originale, c'est, à coup sûr, ma description de la couche musculaire de la vessie; et

---

(1) Il dit, il est vrai, dans une note de la seconde édition (t. I, p. 9) : « Lorsque je publiai ces remarques en 1837, mon but était de faire connaître ce qui m'avait frappé dans des cas spéciaux, et nullement de tracer un exposé complet de l'anatomie de la vessie. Personne ne pouvait s'y méprendre; avec quelque peu d'attention, M. Mercier, à qui l'anatomie pathologique doit des faits intéressants, aurait saisi ma pensée et se serait abstenu d'insinuations malveillantes qu'un homme d'avenir doit laisser aux médiocrités vaniteuses et jalouses. ».

Qu'entend M. Civiale par insinuations malveillantes? Certes, il me semble que je lui ai dit assez franchement ma façon de penser. Est-ce bien à lui de parler d'insinuations malveillantes, lui dont les ouvrages en fourmillent? (J'en donnerai plus loin quelques échantillons.) Je lui ai reproché d'avoir commis des erreurs grossières dans sa description et d'avoir passé sous silence les auteurs des vérités qui s'y trouvent. Il semble répondre que ces erreurs et ces omissions ne sont qu'apparentes, et tiennent à ce que sa description est incomplète; mais alors qu'il s'en prenne à lui et non à moi qu'il a provoqué sur ce terrain jusqu'à m'accuser de plagiat.

certes, M. Civiale jouait de malheur en tombant sur elle. Qu'il prouve qu'elle est erronée, je le veux bien : il aura fait ce que personne n'a encore tenté depuis quinze ans que je l'ai publiée. J'ai tiré de cette description des conséquences importantes en pratique, des conséquences que les Académies admettent, et qui commencent à se vulgariser : il n'aura donc pas fait une œuvre inutile en faisant connaître la fragilité de leur base.

Quoi qu'il en soit, ce n'est qu'après avoir été blessé, aiguillonné comme il vient d'être dit, que j'ai publié dans l'*Examinateur médical* du 19 septembre 1841, cette Lettre que M. Civiale paraît avoir tant à cœur. Il ne dit donc pas la vérité quand il prétend que « mon attaque fut spontanée, et non précédée de différends dont elle aurait été la conséquence » (*Maladies des organes génito-urin.*, 2e éd., t. II, p. xvii). Depuis ce temps, je me suis tu à son égard ; j'ai été même, ainsi qu'il le dit, jusqu'à me reprocher, non pas le fond, mais la forme de ma lettre (1) ; j'ai regretté de n'avoir pas eu assez d'égards pour son âge et pour les services qu'il a rendus en mettant en lumière une invention utile qui, sans sa persévérance, ne serait peut-être pas sortie de l'obscurité où il l'avait prise (2). De son côté, M. Civiale vient de publier une deuxième édition : y a-t-il modifié quelque peu ses prétentions et son style ? Non ; c'est toujours le même système d'insinuations et de dénigrement. Seulement il ne prend pas aussi hardiment pour lui (l'expérience du passé l'a rendu plus timide), mais il prend pour les autres ; car l'essentiel, à ce qu'il paraît, c'est de me dépouiller. Il va donc entrer dans le champ de l'érudition, et voici comment il débute :

« Quand on compose une monographie, et qu'on élève des prétentions à une découverte, c'est un usage fondé sur la raison et le bon sens de débuter par un exposé historique des observations et opinions consignées dans les ouvrages antérieurs. Ce travail préliminaire est délicat et difficile pour celui qui l'entreprend, mais c'est un devoir qui pèse impérieusement sur lui ; il ne saurait l'éluder

---

(1) Il prétend que je l'ai fait réimprimer : c'est une erreur dont il aurait pu facilement se convaincre.

(2) Il est certain que M. Civiale a pris l'idée de la lithotritie à M. Fournier de Lempdes, son compatriote. Du reste, il n'est pour rien dans l'invention des instruments qu'on emploie aujourd'hui.

qu'en sacrifiant la vérité à un intérêt d'amour-propre qui ne peut dignement s'avouer.

« Cependant des observateurs superficiels s'écartent souvent de cet usage qu'ils cherchent même à ridiculiser en le traitant de pédantisme. Mais il ne faut pas moins le respecter... Les deux chirurgiens auxquels je fais allusion ne paraissent pas avoir senti la justesse de ces remarques. En glissant sur des travaux entrepris par d'autres, ou en ne les mentionnant point et en ne parlant que des leurs, ils ont été conduits à présenter comme des nouveautés pathologiques ce qui est déjà décrit ailleurs, et comme des inventions et des perfectionnements en thérapeutique des instruments et des procédés indiqués par d'autres, dont plusieurs n'ont même pas supporté l'épreuve de l'expérience. En agissant de la sorte, ces chirurgiens n'ont fait qu'obscurcir la question, *tant il est vrai qu'on est novice dans la science des faits, lorsqu'on n'a pas acquis assez de lumière pour les bien voir, ou assez de méthode pour les bien juger.* » (Ibid. , p. xiv.)

Ensuite, pour qu'on ne se méprenne pas sur l'un des deux chirurgiens auxquels des hauteurs de sa science il applique ainsi la férule, M. Civiale cite plusieurs phrases plus ou moins falsifiées, extraites de mes ouvrages.

En vérité, lui qui m'accuse d'avoir trempé ma plume dans le fiel, trempe-t-il la sienne dans du miel ou dans du lait? Être obligé d'avouer que c'est lui qui me traite de la sorte ! Comment ne me rappellerais-je pas, ne serait-ce que par manière de consolation, certain haricot qu'il fait arriver de l'estomac dans la vessie par le système circulatoire, et autres énormités de même force qui foisonnent dans ses ouvrages ?

Après ce préambule, il cherche à détruire mes *illusions* au sujet des valvules du col de la vessie, et pour cela il fait ce qu'il appelle une revue rétrospective.

D'abord, je lui ferai observer qu'il commence bien tard. Pourquoi, lui qui connaît si bien ce qu'on doit aux autres, n'a-t-il rien dit de leurs travaux dans sa première édition et dans le Mémoire qu'il a adressé à l'Académie des sciences ? Pourquoi a-t-il attendu mon historique pour le reproduire avec accompagnement d'erreurs et d'autres choses que je ne veux pas qualifier? C'est qu'en effet c'est un travail délicat et difficile que l'érudition ; il exige la réunion de plusieurs qualités, notamment l'esprit de justice, qui nous empêche de *sacri-fier la vérité à un intérêt d'amour-propre*, la connaissance des langues mortes et étrangères, et même (il semblerait superflu de le dire) l'intelligence de sa langue maternelle. Or M. Civiale s'est chargé de nous prouver que ces qualités ne se rencontrent pas chez tous, et qu'il en est même chez lesquels elles font complétement défaut.

Un premier tort qu'avec quelque sentiment de justice M. Civiale aurait pu éviter, tort dont tous mes autres adversaires se sont rendus coupables, c'est d'avoir confondu, avec préméditation, les deux espèces de valvules que j'avais soigneusement différenciées, et d'avoir appliqué à toutes ce que je ne disais que d'une espèce, afin de me prêter le ridicule de croire que personne avant moi n'avait eu la moindre idée de cette maladie. Dans mon *Traité des valvules*, publié en 1844, se trouve un *historique* dans lequel je cite Bianchi, E. Home, Howship et Guthrie; seulement, après avoir rapporté et analysé ce qu'on trouve sur ce sujet dans leurs ouvrages, je termine par les trois propositions suivantes :

1° « Il existe deux espèces de valvules du col de la vessie : les musculaires et les prostatiques.

2° « Jusqu'en 1836, époque où j'ai insisté pour la première fois sur les valvules prostatiques, on n'avait émis à leur sujet que quelques indications vagues ou erronées.

3° « J'ai le premier signalé d'une manière précise les valvules musculaires. »

Qu'on pense que je me trompe, je le veux bien ; mais qu'on ne me fasse pas dire ce qui n'a jamais été dans ma pensée. Tant qu'on n'aura pas démontré que ma distinction est sans fondement, je défie de prouver que ces propositions sont fausses.

Chose digne de remarque, c'est que, tandis qu'on m'accuse de n'avoir cité personne, c'est dans mon ouvrage qu'ont pris leur historique tous ceux qui ont voulu se donner l'air d'en faire ; et la preuve, c'est qu'ils m'ont copié jusque dans mes erreurs. Ainsi, j'ai cité J. B. Bianchi, et tout le monde le cite; mais Bianchi a décrit tout autre chose que ce que j'avais cru : suivant lui, la prostate fait un mouvement de bascule en haut et en avant, et c'est par ce mouvement en masse que le bord postérieur du col vésical se superpose au bord antérieur, et ferme l'orifice interne de l'urèthre (*Mangeti theatr. anat.*, t. I, p. 417; 1716). Ce n'est, certes, pas cela que j'ai décrit, et d'ailleurs ce n'était qu'une explication de la rétention normale de l'urine; Bianchi n'y voyait nullement une cause de rétention pathologique.

J'ai encore cité Howship comme ayant constaté l'existence d'une valvule du col de la vessie chez un jeune homme. Eh bien ! le fait est que je m'étais complètement trompé. Howship a, au contraire, méconnu une valvule dans un cas où il en existait très-probablement une, et il a commis une erreur grossière. On me dira : Mais pourquoi vous êtes-vous trompé à ce point? J'ai eu tort, sans doute; mais M. Civiale a eu bien plus tort que moi : je me trompais à mon préjudice, et lui ce n'était pas au sien.

Voici le véritable sens du passage de Howship.

On sait qu'il n'est pas rare de voir la paroi postérieure de la vessie former une arrière-cavité derrière le bord postérieur du trigone. Ce bord fait alors un pli plus ou moins saillant, qui s'étend d'un orifice urétéral à l'autre. Or Howship, ayant rencontré un pli de ce genre chez un jeune homme sujet à des rétentions d'urine, passagères d'abord, puis fréquentes, et enfin permanentes, supposa que c'était ce pli qui, en venant s'appliquer contre l'orifice interne de l'urèthre, en déterminait l'obstruction. L'idée était en effet assez bizarre, et elle était surtout assez imparfaitement exprimée pour qu'on pût s'y tromper (1); mais nous aurions pu, M. Civiale et moi, éviter de tomber dans l'erreur, en recourant à la fig. 3 de la pl. II, dont l'index rend toute méprise impossible. (Voir *e*.)

Ainsi, non seulement je ne suis pas coupable de ce dont on m'accuse, mais encore, dans mon désir de signaler jusqu'aux moindres traces que le passé pouvait m'offrir, je n'ai pas été assez sévère sur

---

(1) Sœmmering, qui rapporte également ce passage, ne l'a pas mieux compris. Il suppose qu'il s'agit d'un « pli de la membrane interne de la vessie s'étendant des orifices des uretères à l'endroit où l'urèthre traverse la prostate. » (*Traité des maladies de la vessie*, etc., trad. de Hollard, p. 110.) Ceci n'a pas empêché un autre plagiaire, qui, lui aussi, avait d'abord voulu se donner comme ayant découvert les valvules du col de la vessie, de réclamer en faveur de Sœmmering lorsqu'il ne put plus le faire pour lui-même, notamment à la séance du 19 septembre 1853 de l'Académie des sciences. C'est à ce petit volume de 200 pages que paraît se borner l'érudition de ce savant homme.

la preuve des mérites que j'attribuais à mes devanciers. Jeune alors, et convaincu que je rendais un grand service, oui, un grand service, quoi qu'en dise M. Civiale, je ne pouvais croire que les chirurgiens de mon pays, auxquels j'ouvrais une nouvelle mine, compteraient si chichement avec moi, et je comptais libéralement avec les autres. Voilà comment il se fait que, de quatre noms que j'ai cités, il faut actuellement en retrancher deux.

Mais, s'il est vrai que j'ai été trop libéral avec quelques-uns, n'aurais-je pas, en revanche, péché par omission envers un plus grand nombre? Ainsi le veut l'érudit M. Civiale. Aux auteurs que j'ai cités, il ajoute Rhodius, Bonet, Saviard, Morgagni, Lieutaud, Desault, Deschamps, Hunter, Sœmmering, Ch. Bell, et surtout LUI. (*Traité des maladies des organes génito-urin.*, 2e édit., t. II, p. xvi et suiv.)

La liste, assurément, est fort imposante et dignement couronnée; toutefois, examinons.

RHODIUS est très-obscur, ainsi que le fait remarquer Morgagni (*Epist.* XLI, art. 17). Si donc Morgagni n'a pu le comprendre, cela aurait dû suffire à M. Civiale pour être indulgent envers moi et défiant envers lui-même. Voici, du reste, les expressions de Rhodius : « Soli orificio *appendicula* callosa interius adnata, et verius interior « ambitus orificii membranosus, in articuli magnitudinem excreverat, « quæ antehac mictionem cæteroquin difficilem semsim producens, « affluente post muco pituitoso, sic viam angustavit...»(*Boneti sepulc.*, lib. III, sect. XXIV, obs. XII, § 3, tom. II, p. 632; 1700.) J'ai quelque raison de croire que M. Civiale n'a pas lu Rhodius; autrement, lui qui aime si fort l'érudition, il n'aurait pas manqué de nous donner un exemple de son savoir-faire en pareille matière. Pour moi, ce que je vois de plus clair dans cette phrase, c'est le mot *appendicula*, et je me figure difficilement qu'il désigne plutôt une valvule qu'une tumeur pédiculée. Le mot *articulus* ne rappellerait-il pas ici la portion phalangettienne des doigts?

BONET. Suivant M Civiale, « Bonet cite un cas dans lequel il existait, au sphincter de la vessie, une caroncule ou substance calleuse, disposée en croissant, qui, vers la partie inférieure, était épaisse de plus d'un tiers de doigt. Elle obstruait l'orifice du canal d'un sujet chez lequel l'obstacle au passage de la sonde était formé par un rebord au devant du col de la vessie. En élevant fortement le bec de la sonde, il la fit passer par-dessus ce rebord » (*Loco cit.*,

p. xvi). N'en déplaise à M. Civiale, ce passage contient à la fois un contresens et une monstruosité en matière d'érudition. Voici le passage de Bonet : « Ad sphincterem caruncula, callosave substan- « tia fuit quæ, infernè lunulata, et triente prope digiti densa, mea- « tus orificium obstruebat. » (*Sepul.*, lib. III, sect. xxiv, obs. xii, § 10, t. II, p. 634). Le contresens, le voici : Bonet ne dit pas que la caroncule fût en croissant et épaisse d'un tiers de doigt vers sa partie inférieure; mais qu'elle était en croissant vers sa partie inférieure, *infernè lunata*, et épaisse d'un tiers de doigt : il s'agit évidemment d'une tumeur entourant par sa base une partie de l'orifice; c'est une disposition qu'on rencontre fréquemment. Voici maintenant la monstruosité : Les deux dernières phrases ajoutées à ce qui précède par M. Civiale ne se trouvent pas dans Bonet : c'est une partie d'une observation de Saviard, arrangée par le traducteur de Bertrandi, que M. Civiale a cousue à l'observation de Bonet. Quel gâchis! A quoi faut-il l'attribuer? Est-ce à une singulière inadvertance, ou bien au désir de frapper plus fort, aux dépens même de la vérité?

Saviard. Ici nous avons la preuve que M. Civiale ne se donne pas même la peine de lire les auteurs qu'il cite. Il sait sans doute que Saviard est Français, et qu'il a écrit en français. Or comment se fait-il qu'il ne le cite que d'après une traduction d'un ouvrage italien, du *Traité des opérations* de Bertrandi? Outre que Bertrandi se trouve cité à cette page-là même, je remarque qu'à l'instar du traducteur de ce chirurgien, M. Civiale prête à Saviard le mot *rebord*, tandis que celui-ci emploie le mot *bourrelet*, qui n'a pas tout-à-fait la même signification. Et d'ailleurs Saviard n'a pas fait l'ouverture du sujet : M. Civiale pense-il que l'arrêt de la sonde au col de la vessie doive suffire pour annoncer la forme de l'obstacle? J'aime à croire que sa bonne volonté n'ira pas jusque-là.

Morgagni. Comme M. Civiale ne précise pas le passage de cet auteur auquel il fait allusion, j'ai parcouru les deux lettres qu'il indique, et je n'y ai trouvé que l'extrait suivant qui pût prêter à une pareille interprétation : « Illius orificii ambitus quem summa « prostata facit, à nimia hujus protuberantia attollebatur. Ejusdem « autem glandulæ summum illum ambitum *undique* excrescere in- « cipientem in sene vidi. » (*Epist.* xli, art. 17.) Ce n'est pas parfaitement clair jusqu'à présent, j'en conviens; mais mettons-y un peu de bonne volonté, et voyons. Morgagni revient ailleurs à ce même vieillard, et il dit : « Urina non exibat ob prostatam glandulam am-« plificatam et *in vesicæ cavo* circum urethræ orificium *undique* pro-tuberantem. » (*Epist.* XLIX, art. 18.) Plus de doute maintenant : la prostate formait tout autour du col une saillie *proéminante dans la vessie.* Voilà ce qu'on pourrait désigner, à juste titre, sous le nom de *bourrelet.* Pour ce qui concerne les hypertrophies de la prostate, j'avais cité Morgagni, j'en avais même cité beaucoup d'autres. Mais qu'apprendrai-je à M. Civiale? Les larges emprunts qu'il a faits à mon historique me prouvent qu'il sait bien à quoi s'en tenir à cet égard.

LIEUTAUD. A quel propos M. Civiale m'oppose-t-il cet anatomiste? Parce qu'il a parlé d'un « tubercule qui, en occupant l'entrée de l'u-rèthre, lui donne la forme d'un *croissant* » (*Mém. Acad. des sciences,* 1753, p. 2). Mais un *tubercule* offre l'idée d'un corps *arrondi,* et Lieutaud le dit positivement page 11, tandis que, dans le sens que je lui donne, le mot *valvule* suppose une barrière aplatie, forme qui a si longtemps fait méconnaître cette disposition. Du reste, M. Civiale paraît dire qu'on trouve dans ce Mémoire de Lieutaud beaucoup de choses relatives au col de la vessie, que j'ai habillées à la moderne et présentées comme nouvelles. Quelles sont ces choses, s'il vous plaît? Point de vagues insinuations, des faits! Lieutaud commence son travail en disant : « Je ne trouve dans le corps charnu de la ves-sie ni plan, ni couche, ni direction constante dans les fibres muscu-leuses, mais un entrelacement non interrompu et fort irrégulier : je n'aperçois aucune trace de ces fibres circulaires tant célébrées sous le nom de sphincter... » Moi, je dis au contraire que les fibres muscu-laires de la vessie offrent des plans toujours les mêmes, et aussi régu-liers que celles d'aucun autre viscère ; je donne de son sphincter une description tout à fait nouvelle, et que la commission d'Argenteuil dit avoir vérifiée plusieurs fois (*Rapport,* p. 8). Si M. Civiale trouve que ce sont là des ressemblances, je le plains.

DESAULT. Ce que M. Civiale extrait du tome II de son *Journal de chirurgie* prouve qu'il ne voulait pas parler des valvules, puisqu'il y est dit que la prostate « ne peut se tuméfier sans pousser en devant et en haut, ou sur l'un des côtés, la partie de l'urèthre derrière laquelle elle est située. » Tout cela s'applique parfaitement aux tumeurs et non aux valvules. Celles-ci sont toujours derrière, et ne font pas de

2

saillie en haut. Du reste, son *Traité des maladies des organes urinaires*, qui est postérieur au journal, vient à l'appui de ce que j'a-
vance.

DESCHAMPS. Voici une preuve que, pour faire de l'érudition, il faut
une certaine intelligence de sa propre langue. M. Civiale dit : « Pour
ce qui concerne la forme de l'orifice interne de l'urèthre, le repli
transversal membraneux situé à son bord inférieur, la luette vésicale, etc., Deschamps avait fait la plupart des remarques qu'on reproduit aujourd'hui. » C'est moi qui dirai, et avec juste raison, que
M. Civiale n'ayant pas compris Deschamps, l'a habillé, non pas à
la moderne, mais à sa manière. Deschamps ne parlé nulle part d'un
repli *transversal*, mais d'un repli qui, « placé postérieurement à l'o-
rifice de la vessie, donne à cette ouverture *la forme d'un croissant
situé transversalement.* » Cette éminence, ajoute-t-il, prise pour un
corps particulier sous le nom de *luette vésicale*, s'efface pour peu
qu'on écarte les parois du col de la vessie, et facilite l'extension
de cette ouverture (*De la taille*, t. I, p. 35). Et d'abord, il est
question dans Deschamps d'une ouverture située transversalement,
et non d'un repli *transversal* ; n'est-il pas évident, au contraire,
qu'il parle de cette petite saillie que j'ai dit formée sur le milieu
du bord postérieur du col par l'accumulation des fibres dilatatrices, saillie dirigée du sommet de verumontanum vers la vessie,
et *verticale* par conséquent ? Deschamps, comme Lieutaud, n'attribue pas de sphincter à la vessie ; il suppose qu'elle se ferme par le
simple rapprochement des lobes latéraux de la prostate qui forment
l'arc excentrique du croissant, et que le bord postérieur, formant
l'arc concentrique, se plisse alors davantage, et forme une saillie
qui, en s'interposant entre les lobes de la prostate, obture plus exactement le conduit urinaire (*ibid.*, p. 42). J'ai combattu longuement
ces idées (*Maladies des organ. génit. et urin. des hommes âgés*,
p. 14). Cela veut-il dire que je me les sois appropriées ? L'éminence dont il vient d'être question est formée par les fibres dilatatrices du col vésical, tandis que les valvules sont formées par les fibres obturatrices : la différence est donc palpable.

En vérité, M. Civiale joue de malheur avec Deschamps. Pour
prouver qu'il a connu et décrit les valvules en question, il cite la
page 187 où celui-ci a parlé des « *brides* qu'on remarque à l'orifice du col de la vessie. » Par inadvertance ou par calcul, il ne dit

pas que, comme explication, Deschamps renvoie à son § 47, où se lit ce qui suit : « Je trouvai à l'orifice de la vessie une colonne ligamenteuse traversant *verticalement* l'orifice de ce viscère, dont l'entrée était partagée en deux parties. » Est-ce clair (1) ? Page 217, à laquelle renvoie également M. Civiale, il n'est question encore que du « repli auquel on a donné le nom de *luette vésicale*. » Ce sont les expressions de l'auteur.

Ainsi Deschamps, de même que Lieutaud, parle d'une ouverture en forme de croissant, et non d'un repli ayant cette forme ; d'une ouverture transversale, et non d'un repli transversal ; il décrit même positivement une bride verticale ; et M. Civiale, en étalant d'un air aussi triomphant son texte (p. xix et xx), prouve seulement qu'il ne l'a pas compris.

Hunter. M. Civiale lui fait dire que le moyen lobe de la prostate, en se gonflant sur le devant, « forme une *valvule* à l'orifice du canal » (p. xxij). Voici ses expressions : « Une portion de la prostate, située derrière la naissance même de l'urtèhre, se tuméfie d'arrière en avant, en représentant *une espèce de cône* qui *s'enfoncerait dans la vessie*, et joue le rôle d'une *valvule* » (*OEuvres* trad. par Richelot, t. II, p. 369). Comment caractériser un pareil travestissement ? Ne saute-t-il pas aux yeux, pour peu qu'on y mette de bonne foi, qu'il ne s'agit ici que des tumeurs prostatiques ? Dans l'explication de la quinzième planche des OEuvres de Hunter, on donne, sous le nom de *prolongement* valvulaire *de la vessie*, une tumeur faisant saillie de 5 centimètres dans cet organe, et large de plus de 4 ; pourquoi M. Civiale ne cite-t-il pas aussi cet exemple à l'appui de sa thèse ? Il parle encore du catalogue du musée de Hunter, catalogue que je ne possède pas : nous verrons, à propos de

---

(1) Le mot *bride*, employé par Deschamps pour désigner une saillie verticale, a été, en effet, depuis quelques années appliqué aux valvules du col de la vessie, saillies transversales. Ceci prouve que, pour constituer un droit de priorité, il ne suffit pas d'un mot, il faut une explication. Que penser alors de M. Leroy-d'Étioles qui base ses prétentions à la découverte des valvules en question sur ce qu'il a une fois employé le mot *bourrelet*, tandis que tout concourt à prouver que, longtemps après, il n'avait pas même une idée de ce que j'appelais *valvules* ? (Voir ma 3ᵉ *série d'obs.* dans mes *Recherches sur les valvules*, 2ᵉ édit., p. 405.)

Ch. Bell, ce qu'on doit penser de sa manière de traduire et d'expliquer.

Soemmering. « Nous lisons, dit M. Civiale, dans l'ouvrage de Sœmmering, les détails d'un cas dans lequel l'orifice interne de l'urèthre était converti en une fente allongée et garnie d'un bourrelet à son pourtour » (p. xxij). J'ai deux fois, je ne dis pas lu, mais parcouru avec soin l'ouvrage de Sœmmering, dans le but unique de trouver cette observation dont on n'indique pas la page, et je n'ai rien trouvé qui y ressemble. On lit bien, page 155, la description d'un mamelon déterminant graduellement un repli transversal ; mais l'auteur traduit textuellement, et il a eu tort de ne pas le dire, le passage de Home que j'ai reproduit dans mon ouvrage ; étais-je donc obligé de citer tous les compilateurs ? Au reste, on conviendra qu'il faut de la bonne volonté pour trouver dans une fente garnie d'un bourrelet à son pourtour la description des valvules. On ne dit même pas si la fente était antéro-postérieure ou transversale. J'ai déjà parlé de Sœmmering dans la note de la page 14.

Ch. Bell. Je dois signaler une grave erreur dans la traduction donnée par M. Civiale. Il fait dire à Ch. Bell : « Cette pièce est spécialement intéressante en ce qu'elle fut la première qui prouva d'une manière distincte que la tumeur projetée dans la vessie n'était pas produite par l'accroissement du troisième lobe » (p. xxiii). Cette traduction pouvait être commode pour M. Civiale, qui veut démontrer que les valvules *musculaires* du col de la vessie étaient parfaitement connues avant moi ; mais elle constitue une véritable falsification. Le texte, le voici : « This preparation is particularly interes-
« ting, as it was the first dissection which distinctly proved that the
« projecting tumour of the prostate into the bladder was not produ-
« ced by the enlargement of the third lobe ; » c'est-à-dire : « que la
tumeur de la prostate se projetant dans la vessie, n'était pas produite par l'accroissement du troisième lobe » (*A treatise on the diseases of the urethra*, etc., 3e édit., p. 416). On voit combien la suppression d'un mot change le sens d'une phrase ; avec un peu d'équité, on ne se permet pas de pareilles licences.

Au reste, dans tous les passages cités par M. Civiale, Ch. Bell ne parle que de *projections valvulaires* (p. 418, 422, 424). Page 418, il dit que cette projection faisait saillie dans la vessie, caractère qu'on ne peut appliquer aux valvules, et surtout aux valvules musculaires.

Page 422, revenant sur la projection dont il est question, il l'appelle *tumeur ;* et, en effet, il dit l'avoir figurée à la pl. III de ses *Engravings of specimens of the morbid anatomy of the urethra*, etc. Or cette planche représente une tumeur plus grosse qu'un œuf de poule et bilobée ; il ajoute même qu'elle est formée par la prostate, et il en dit autant de celle qu'il décrit à la page 424. Page 426, il parle d'une double projection valvulaire, dont une partie est adhérente (*is attached*, ot non pas *se combine*, mot plus élastique employé par M. Civiale) à la membrane interne de la vessie, à une distance considérable de l'orifice uréthral. M. Civiale a-t-il jamais vu des doubles valvules dans le sens que nous donnons à ce mot, et surtout adhérentes à la membrane interne de la vessie, loin de l'urèthre ?

Évidemment Ch. Bell, par le mot *valvulaire*, veut simplement dire, comme Hunter, que les tumeurs qu'il décrit jouaient le rôle de valvule ou soupape. M. Civiale pouvait seul s'y tromper.

Prétendre, d'un autre côté, qu'il a décrit mes valvules musculaires, parce qu'il a dit que « les muscles des uretères sont attachés à cette partie de la prostate, qui, lorsqu'elle est malade, se projette dans la vessie (1) » (*ibid.*, p. 416), c'est prouver que, si on n'y met

---

(1) Il est vrai que M. Civiale se garde bien de rapporter le texte. Voici comment il l'arrange : « Les valvules dites musculaires ont été indiquées par Ch. Bell, qui les signale comme contenant les muscles des uretères, c'est-à-dire celles des fibres longitudinales qui, ayant pris naissance au-dessus du verumontanum, vont s'épanouir à la partie inférieure de la paroi postérieure de la vessie, et gagnent, pour la plupart, les orifices des uretères, disposition fort bien indiquée par Lieutaud, qu'on ne lit pas assez » (*Mal. des org. génito-urin.*, 2ᵉ édit., t. II, p. xxxiii).

Quant à Lieutaud, M. Civiale l'avait donc bien peu lu quand il a publié sa première édition ; car il n'y avait pas alors découvert toutes les belles choses qu'il y trouve aujourd'hui. Lieutaud, comme A. Paré, Fallope et Santorini, que j'ai cités, signale des faisceaux longitudinaux à la face interne de la vessie, sans indiquer ni leurs insertions, ni même leur position.

La vérité est que M. Civiale veut tout simplement, à l'aide de quelques falsifications de texte, m'enlever du même coup mes valvules musculaires et ma description du muscle uréthro-vésical ou dilatateur du col de la vessie, dont Ch. Bell n'avait décrit qu'une partie sous le nom de *muscles des uretères* et qu'il faisait insérer au lobe moyen de la prostate, et non, comme je l'ai fait, au sommet et sur les côtés du verumontanum. M. Civiale se garde bien, d'ailleurs, de rappeler que j'ai signalé les recherches de Ch. Bell, et

pas de mauvaise foi, on ne connaît pas encore bien aujourd'hui la matière dont on s'occupe ; car les muscles des uretères de Ch. Bell font partie de mon plan dilatateur, tandis que mes valvules sont formées, je l'ai déjà dit, par les fibres obturatrices du col de la vessie.

Avais-je tort de ne pas citer ces auteurs dans mon historique des valvules vésico-uréthrales ? Et lui, M. Civiale, n'aurait-il pas mieux fait de ne pas s'engager sur un terrain qui lui est si visiblement étranger ? L'érudition, qu'il préconise, je ne l'ai jamais ridiculisée, comme il le dit, ni traitée de pédantisme ; je la regarde, au contraire, comme une belle et bonne chose, faisant, sinon le cachet, du moins l'ornement d'un esprit distingué ; mais il doit s'apercevoir aujourd'hui qu'elle est plus facile à conseiller qu'à faire. A moins de réunir des qualités assez nombreuses, il vaut mieux s'en abstenir ; autrement, on court risque de se faire accuser d'ignorance ou de mauvaise foi, et quelquefois même de l'une et de l'autre.

Je sais bien qu'il en est qui croient pouvoir se donner un certain vernis en soldant des écrivains mercenaires, c'est une erreur. Quand on veut faire de la vraie, de la bonne érudition, il faut souvent beaucoup de temps et de peines pour remonter aux sources et les bien explorer : or celui qui vend sa plume, n'ayant ni chances de gloire, ni responsabilité, n'a qu'un but, c'est de gagner son salaire le plus vite et le plus facilement possible. Il faut, de plus, être intimement pénétré d'un sujet pour bien comprendre tout ce qui s'en rapproche et tout ce qui s'en éloigne dans la masse de documents souvent imparfaits qu'on a à examiner. Voilà encore une condition que ne remplissent presque jamais les simples érudits. J'ajouterai même que, lorsqu'ils voient celui qui les paie sous l'influence d'une passion, ils ne

---

que j'ai même rectifié les idées d'un célèbre anatomiste sur son compte (*Maladies urin. des hommes âgés*, p. 11 et 60). Quant à Lieutaud, pour faire comprendre combien il m'a devancé, il me suffira de rappeler que, suivant cet auteur, c'est une lame triangulaire de substance pulpeuse ou spongieuse qui, en soulevant la muqueuse, constitue le trigone, tandis que, suivant moi, ce soulèvement est produit par les fibres muscuaires obturatrices et dilatatrices du col de la vessie.

On le voit, M Civiale ne parle pas de la prostate ; il pousse même la hardiesse jusqu'à affirmer, quelques lignes plus bas, que Ch. Bell a nié sa présence dans la projection dont il s'agit. (Mon véridique critique traduit encore, dans ce passage, *projection* par *barrière* : il nous a habitués à ces petites licences.)

sont pas toujours très-scrupuleux dans le choix des matériaux qu'ils lui fournissent; l'essentiel pour eux, c'est de flatter cette passion, afin de conserver leur emploi.

J'arrive actuellement aux travaux de M. Civiale. C'est là véritablement le point capital de cette discussion; car lorsqu'il m'accuse d'avoir manqué de justice envers mes compatriotes, ce n'est certainement pas de Saviard, de Lieutaud, de Deschamps et de Desault qu'il s'inquiète beaucoup : si je l'avais proclamé l'inventeur des valvules, comme il se posait dans le second volume de sa première édition et dans son Mémoire à l'Académie des sciences, bien certainement il n'aurait jamais élevé la moindre réclamation.

Or les travaux de M. Civiale doivent être considérés, sous ce rapport, suivant qu'ils ont été publiés avant ou après l'ouvrage de Guthrie (1834), et le Mémoire que j'ai lu à la Société anatomique le 3 février 1836.

« En 1823, dit-il, j'indiquai (*Nouv. cons. sur la rét. d'urine*, p. 80) le procédé à l'aide duquel on parvient à faire passer la sonde par dessus le moyen lobe et le *repli membraneux* du col vésical. C'est par la lecture de l'ouvrage de Home et par mes propres recherches que j'avais été conduit à étudier ces dispositions morbides » (p. XXVI). Je vois, en effet, qu'il a reproduit (p. 79) un passage d'E. Home, où celui-ci parle d'un repli membraneux soulevé par le troisième lobe de la prostate; mais de ses recherches propres je ne vois pas un mot, pas une syllabe; tout ce qu'il dit du cathétérisme, tout, sans exception, se trouve également dans E. Home (*Maladies de la glande prostate*, ch. III, sect. 2e). Or, puisque j'avais cité et reproduit textuellement ce dernier (*Rech. sur les valv.*, p. 55), qu'avais-je besoin de parler de M. Civiale? Il n'y aurait pas de raison alors, je le répète, pour ne pas citer tous les compilateurs passés, présents et futurs.

Qu'il me soit permis d'ailleurs de faire remarquer que les idées d'E. Home sur ce point sont loin d'être bien nettes. D'après lui, tout engorgement du moyen lobe de la prostate commence par une tumeur et finit par une valvule, ce qui est évidemment faux.

C'est encore à propos de Home que M. Civiale mentionne, p. 50 de son *Traité de lithotritie*, publié en 1827, un *repli membraneux* étendu d'un lobe de la prostate à l'autre; pas un mot de plus. De pareilles prétentions, basées sur de tels titres, seraient vraiment d'une outrecuidance extrême, si elles n'étaient ridicules.

M. Civiale dit qu'il a conseillé, en 1823, pour ces sortes de cas, des sondes à courbure *légère*, depuis 6 jusqu'à 18 lignes de longueur. L'idée n'aurait pas été fort heureuse ; mais ici il y a altération de la vérité : ce n'est pas à propos des affections du col de la vessie, mais *dans les cas de rétrécissements*, qu'il conseille ces sondes : il dit positivement que, quand la prostate est engorgée, les sondes à courbure ordinaire méritent la préférence (*Traité des rét. d'urine*, p. 34 et 36). Mais, me répondra-t-on, dans quel but aurait-il altéré la vérité ?

Le but ? le voici : M. Civiale veut partir de là pour s'attribuer l'invention de mes sondes à courbure courte et brusque aussi ajoute-t-il qu'il se servait également, pour ces cas, d'instruments lithotriteurs ayant à leur extrémité *une courbure brusque et très-courte*, qu'il a représentés dans son *Traité de lithotritie*. Il veut sans doute parler de la fig. 7 de la pl. II, car je n'en vois pas d'autres auxquelles ce passage puisse se rapporter ; mais, en vérité, c'est se moquer des lecteurs et de la vérité.

M. Civiale parle encore de sa deuxième *lettre sur la lithotritie*. Dans cette lettre, il n'est absolument question, au point de vue qui nous occupe, que de *fongus* de la vessie. Nous arrivons ainsi à 1837, c'est-à-dire à une époque postérieure à l'ouvrage de Guthrie et à mon Mémoire.

Que M. Civiale nous dise ce que jusqu'alors il a ajouté à ce qu'on connaissait avant lui ? Rien, absolument rien.

En 1834, M. Guthrie annonça que certaines brides ne sont pas formées par des granulations prostatiques et la membrane muqueuse, mais par du tissu fibreux (1), et il eut l'idée de les diviser ; mais son

---

(1) Plusieurs personnes, et entre autres M. le rapporteur, veulent trouver dans cette idée de Guthrie le germe de la découverte des valvules musculaires. Mais ces deux opinions ne se ressemblent pas plus que celle des anatomistes qui disent le col de la vessie fermé par une substance fibreuse ne ressemble à l'opinion de ceux qui le disent fermé par une substance musculaire. A coup sûr, si les uns sont dans le vrai, les autres sont dans l'erreur. Et d'ailleurs, Guthrie explique-t-il, par la simple rétraction de son anneau fibreux, la présence constante de ces valvules derrière l'orifice interne de l'urèthre ? Explique-t-il le mode de formation des valvules à l'état physiologique et à leur période spasmodique ? Expliquerait-il comment, après la section de cet anneau, il n'y a pas d'incontinence d'urine ? Mes travaux sur la structure du col de la vessie à l'état normal et à l'état pathologique donnent seuls la clef de ces divers phénomènes.

procédé ne paraît pas lui inspirer à lui-même une grande confiance, car il finit par conseiller une espèce de taille périnéale.

Dès le commencement de 1836, je fixai l'attention d'une manière toute particulière sur les valvules prostatiques, que, contrairement à E. Home, je regardai comme tout à fait indépendantes des tumeurs; je décrivis leurs connexions, leur origine, leurs formes, leurs degrés de saillie (j'en mentionne une de 12 lignes), leur épaisseur, leurs rapports avec le verumontanum (*Bull. de la Soc. anatom.*, 1836, p. 12); et, ce qui était plus important encore, puisque ce devait être la base *sine quâ non* de leur traitement, je proposai ma sonde coudée comme moyen infaillible de les reconnaître pendant la vie. (*Lettre* adressée à l'Académie des sciences, le 20 juin 1836.)

Maintenant, qu'a dit M. Civiale en 1837? Qu'il peut exister un *soulèvement transversal de la partie inférieure du cercle fibreux constituant le col de la vessie* (*Traité prat. des maladies des org. génit. et urin.*, 1re éd., t. 1, p. 29). Y a-t-il autre chose là que ce qu'a dit Guthrie? Nous venons d'ailleurs de voir que c'est une erreur. Ce qu'il dit ensuite de l'utilité pour le cathétérisme d'une sonde à forte courbure (*ibid.*, p. 32), nous avons vu que cela avait déjà été conseillé d'une manière plus générale par E. Home et par moi (Mém. cit., p. 16).

Dans son *Traité de l'affection calculeuse*, qui parut en 1838, M. Civiale répète ce qui précède, mais n'y ajoute rien, sauf une phrase pourtant remarquable par l'assertion erronée qu'elle renferme; la voici : « On distingue aisément, pendant la vie, le repli de l'engorgement du corps de la prostate, en ce que la sonde se trouve arrêtée par lui au moment où l'on croit être parvenu dans la vessie, et lorsque déjà le bec de l'instrument a parcouru la partie prostatique de l'urèthre » (p. 305). Ici se présente une difficulté, c'est de savoir ce que M. Civiale entend par *corps* de la prostate. J'ai fait voir dans la lettre que j'ai publiée à son adresse, qu'en 1836 il ne connaissait pas l'anatomie la plus grossière de la prostate. Chacun sait que cette glande est formée de trois parties, une moyenne, et deux latérales. Mais M. Civiale dit, p. 140 de son parallèle : « Son *corps* et son *lobe moyen*... » Page 141, il dit encore : » Le *corps*, le *moyen lobe* et *lobe latéral gauche* de la prostate. » Ainsi, en y joignant le lobe latéral droit, la prostate avait, suivant lui, quatre parties. Il en avait découvert une, et ce n'était rien moins que le *corps* de la glande; malheureusement il ne dit pas où ce corps se trouve-situé. Mais dans le second volume de son *Traité des maladies des organes urinaires,* publié après le premier volume de mes *Recherches,* ce n'est plus cela ; il ne parle que de trois parties : le corps et les lobes latéraux (p. 262 et 263) ; qu'est donc alors devenu le *lobe moyen ?*

Toutefois cette difficulté nous importe peu , car, quelle que soit l'interprétation qu'on adopte, il y a erreur manifeste. Si le corps et le lobe moyen sont une seule et même partie, il est évident que les valvules et les autres obstacles formés par l'engorgement de ce lobe ayant le même siége, les sondes se trouveront dans tous les cas arrêtées au même point, et l'exploration conseillée par M. Civiale sera tout à fait insuffisante. Si, au contraire, il distingue ce corps du lobe moyen et des lobes latéraux, il commet une autre erreur de lèse-anatomie, et c'est là la supposition à laquelle on doit s'arrêter; voici pourquoi :

On peut, suivant lui, rencontrer une déviation verticale « *à la réunion des parties membraneuse et prostatique,* si tout le *corps* de la prostate se trouve frappé de tuméfaction, *ce dont il a vu un petit nombre d'exemples.* Mais le plus ordinairement elle commence derrière la crête uréthrale et résulte de l'engorgement du *lobe moyen* » (*Traité des mal. des org. génit. et urin.*, t. I, p. 29, 1re édit). Jamais, M. Civiale, vous n'avez vu votre première déviation. Il est évident que vous croyiez, en 1837, qu'il existait derrière l'urèthre, au-dessous du verumontanum , une portion de tissu prostatique que vous appeliez *corps,* et que, sur cette erreur, vous avez bâti des déviations infra-prostatiques qui n'ont jamais existé que dans votre imagination (1). Dans votre seconde édition, vous avez supprimé cette

---

(1) Ce qu'il y a de plus fort, c'est que M. Civiale a encore décrit une autre déviation qu'il appelle également *inférieure* , et qu'il dit formée par l'atrophie et la destruction du corps prostatique. Voilà bien des déviations produites par une substance imaginaire. Et c'est là ce qu'ose débite à ses lecteurs un homme qui prétend qu'avant lui *les maladies de la prostate étaient mal connues, mal déterminées...* (*Traité*, etc. , 1re édit., t. II, préface, p. iij)!!!! Le voilà, en effet, bien en mesure contre tout événement, et, quelles que soient les déviations qu'on découvre à l'avenir, M. Civiale pourra s'en déclarer l'inventeur.

énormité, et vous dites : « La saillie qui résulte de l'accroissement du *corps* de la glande, *et qui occupe l'angle antérieur du trigone vésical*, forme *à l'orifice interne* de l'urèthre une sorte de barrière » (*Traité*, etc., t. II, p. 320 de la 2ᵉ édit.) C'est cela ! bravo ! Vous voilà enfin sorti de votre ignorance ! Mais soyez donc un peu plus juste à l'égard des travaux qui vous en ont tiré.

Malgré l'échafaudage d'interprétations, de subtilités, d'erreurs, de falsifications, élevé par M. Civiale avec un véritable talent d'artiste, tous ceux qui voudront se donner la peine de consulter et d'étudier les textes demeureront convaincus de la vérité des trois propositions que j'ai émises en 1844, et que j'ai rappelées page 13.

Quant à M. Civiale, ses travaux sur les valvules du col de la vessie doivent être partagés en trois époques. Dans la première, qui se ermine à l'ouvrage de Guthrie et à la publication de mon premier Mémoire, il ne fit que répéter les quelques mots d'E. Home ; dans la seconde, qui finit à 1840, mes idées ayant eu quelque retentissement, il voulut aussi faire du neuf, et c'est alors qu'il découvrit le *corps* ou quatrième partie de la prostate et ces fameuses déviations qu'il disait avoir vues sur la nature, et qu'il s'efforce aujourd'hui de ne plus laisser voir dans ses livres (1).

A dater de 1840, et surtout de 1844, grâces aux travaux que j'ai publiés à ces diverses époques, et qu'il a parfois presque textuellement reproduits, M. Civiale est entré dans une ère tout à fait nouvelle. Comme il me copie presqu'en tout, il me serait difficile de le critiquer. Il ne parle pas encore positivement de valvules musculaires ; mais il dit qu'on trouve, « entre les deux couches membraneuses, un tissu dense et résistant, analogue à celui du sphincter vésical, que les uns considèrent comme scléreux et les autres comme musculeux » (*Traité*, etc.. 2ᵉ éd., t. II, p. 244). Que peut-on désirer de plus ? Dans sa première édition, il avait reproduit tous les caractères que j'assignais aux valvules ; mais il craignait sans doute de se compromettre en conservant les différences que j'avais établies entre

---

(1) M. Civiale a en outre créé une troisième et même une quatrième espèce de valvules qu'il nomme *membraneuses* et *spongieuses*. C'est là encore un de ces progrès que lui doit la science, et qui, comme le corps de la prostate et les déviations qu'il détermine, est le produit d'une imagination aussi peu éclairée que peu scrupuleuse.

les prostatiques et les musculaires. Comme je lui reprochais dans ma *Lettre* (page 4) d'avoir ainsi jeté sur le sujet plus de confusion que de clarté, il s'est sans doute donné plus tard la peine d'étudier la matière, et il reproduit aujourd'hui mes distinctions avec une fidélité sans exemple.

Au chapitre de l'*Etiologie*, il critique toutes les causes d'inflammation que j'ai assignées aux valvules musculaires, *suppositions* que j'ai *échafaudées*, suivant lui. « On ignore, ajoute-t-il, absolument sous quelle influence se produisent ces états morbides » (*ibid.*, p. 276). Mais « *tout porte à croire*, dit-il, que c'est à une inflammation qu'on doit rapporter les replis purement *membraneux* » (*ibid.*, p. 248). Si, comme j'en suis convaincu, ces replis n'existent que dans son imagination, on voit que mes suppositions étaient au moins aussi solidement échafaudées que les siennes. (*Voir* le Rapp. de la comm., p. 6.)

Toutefois M. Civiale entremêle ces divers articles de quelques petites productions de son cru.

Ainsi, à l'anatomie pathologique, il décrit des valvules obliques; il en parle souvent; il en a vu beaucoup sans doute. J'espère toutefois que, lorsqu'il donnera une nouvelle édition, ces valvules iront rejoindre sa quatrième partie de la prostate et les déviations qui en étaient l'effet.

Quant au diagnostic, il reproduit avec une exactitude merveilleuse, sauf quelques additions dont, et pour cause, je lui laisse la responsabilité, les explorations que je pratique avec ma sonde coudée, et il ajoute même « qu'en raison des faibles douleurs qu'elles causent, on ne trouvera pas trop beaux les résultats qu'il indique » (*ibid*, p. 269).

Mais à quoi bon parler d'exploration? La sonde exploratrice elle-même il faut décidément que j'y renonce. Suivant M. Civiale, elle remonte déjà bien loin, et lui-même il l'employait il y a plus de 30 ans (*ibid*, p. 251). Il y a déjà longtemps que je lui demande à quoi il l'employait et où il l'a dit; mais la réponse est encore à venir. Ce qu'il y a de certain, c'est que cette sonde qu'il reconnaît aujourd'hui comme la seule dont on puisse utilement se servir, il n'en disait pas un mot en 1838, dans son *Traité de l'affection calculeuse*, où il parlait du trilabe comme moyen de reconnaître les déformations du col de la vessie.

D'un autre côté, il prétend que tout ce qu'on a dit au sujet des troubles fonctionnels de la vessie, ne sont que des vues spéculatives ; que la difficulté d'uriner n'est pas un signe de valvule, parce qu'on voit assez souvent la vessie se vider avec des barrières très-saillantes et réciproquement (*ibid.*, p. 253). Moi aussi j'avais observé ces anomalies, quoiqu'elles ne soient pas tout-à-fait telles que le dit mon critique ; mais, au lieu de me prosterner stupidement devant elles, j'ai cherché à m'en rendre compte, et je crois y être assez fréquemment parvenu (*Rech. sur les valv.*, p. 126, 134, 138, etc.). Voici comment je me résume : « On peut dire, d'une manière générale, que l'intensité de la dysurie est en proportion de l'obstacle ; cependant il ne faut pas oublier les changements que finissent presque toujours par amener dans la vessie le séjour de l'urine dans cet organe et les efforts qu'il répète à chaque instant pour l'expulser, changements qui augmentent ou diminuent, ou même anéantissent sa contractilité » (*ibid.*, p. 163). Les finesses d'observation de M. Civiale ne seraient-elles pas tout simplement un produit informe et déguisé de mes idées spéculatives ?

Il me fait de plus un crime d'avoir écrit qu'une valvule que j'avais cru reconnaître pendant la vie, n'existait plus après la mort (*Traité des mal.*, etc., 2e éd., t. II, p. 252). Il aurait dû démontrer auparavant que la période que j'ai décrite sous le nom de *spasmodique* n'est qu'une idée spéculative. Or on verra plus loin ce qu'en pense la commission d'Argenteuil.

A la même page, il paraît vouloir prouver que les valvules ne compliquent pas les rétrécissements, et, pour mieux me ridiculiser, il falsifie mon texte ; il me fait dire : « Lorsqu'il existe des coarctations organiques de l'urèthre, ce n'est pas à ces coarctations, mais bien à la valvule du col vésical qu'il faut attribuer les *difficultés d'uriner* et la rétention d'urine.» Ne dirait-on pas, d'après cela, que je regarde les rétrécissements de l'urèthre comme n'ayant pas la moindre influence sur la miction ? J'ai dit, au contraire, qu'*en gênant mécaniquement la sortie de l'urine, du sperme, des graviers*, etc., ils entretiennent derrière eux une irritation chronique ; seulement j'ai ajouté que cette irritation provoque à son tour le spasme et la rétraction du sphincter de la vessie, et que, sans cette complication, un rétrécissement n'amènerait que *rarement* une rétention *complète*. J'en donnais des preuves de plusieurs sortes (*Rech. sur les valv.*, etc., p. 89).

On va croire sans doute qu'après m'avoir attribué un non-sens, M. Civiale m'en laissera du moins la propriété. Eh bien, non! je ne suis pas même capable de cela! Brodie avait écrit : « Lorsqu'une hypertrophie de la prostate complique un ancien rétrécissement, celui-ci devient moins sujet au spasme et sa dilatation plus facile; » moi, j'ai dit, au contraire, qu'une valvule musculaire aggrave les effets des rétrécissements : suivant M. Civiale, c'est la même idée!

Quant au traitement des valvules, il a tout prévu, tout inventé, et cela doit être, car il s'en occupe depuis 1823. Mais veut-on savoir pourquoi, jusqu'en 1841, il n'en a rien dit? Le voici : « Il eût été au moins inopportun, quand la lithotritie m'occupait spécialement, de me livrer à de longues digressions sur les barrières uréthro-vésicales » (*ibid.*, p. xxvij). Qu'il me soit cependant permis de lui faire observer que ce ne serait pas la première fois qu'il en aurait fait des digressions. Ainsi, par exemple, page 123 de sa *Deuxième lettre sur la lithotritie*, il fait une digression au sujet du traitement de ce qu'il appelle les *fongus* du col de la vessie, et où, par parenthèse, il ne parle nullement de la sonde à courbure courte et brusque comme moyen d'exploration ; pourquoi n'y dit-il pas aussi quelques mots sur le traitement des valvules?

Il ne peut apporter aucun texte qui prouve, bien ou mal, qu'il a imaginé l'incision des valvules ; mais ce n'en est pas moins à lui qu'on en doit l'idée, et voici comment il le démontre : « Les heureux résultats de la division des brides situées à l'orifice extérieur de l'urèthre devaient *naturellement* conduire à l'essai des mêmes moyens contre celles du col de la vessie » (*ibid.*, p. 282). Or M. Civiale prétend avoir le premier débridé le méat urinaire; donc... La conséquence, on le voit, est toute *naturelle*, tant l'identité est frappante!

Après avoir reconnu, comme moi, que l'instrument de Guthrie n'était pas applicable, et, sans s'arrêter à celui que j'avais fait connaître en 1839, il expose immédiatement celui qu'il a publié en 1841. J'avais fait plusieurs reproches à cet instrument : il est bien entendu que M. Civiale ne trouve aucun d'eux fondé, ce qui ne l'empêche pas d'en proposer un autre destiné à couper la bride de sa base vers son bord libre. D'abord, je dirai que cette idée n'était pas nouvelle : l'inciseur que j'ai publié en 1841 coupait ainsi, par la raison que sa lame était, comme celle de M. Civiale, plus saillante sur son bord libre que sur l'autre (*Rech. sur les valv.*, p. 256, et p. 39 de cette préface). Ensuite cet instrument offre encore prise à plusieurs objections. En premier lieu, bien souvent la bride sera plus saillante que la lame n'a de largeur ; celle-ci ne fera par cela même qu'une ponction , et je crains que l'achèvement de la section ne se fasse pas sans danger. En second lieu , une partie de son instrument s'ouvre de manière à faire hameçon avec la tige : si par hasard un gravier, ou même quelque débris de tissu organique s'interposait entre elles, et empêchait leur rapprochement complet, l'extraction en deviendrait extrêmement pénible et dangereuse , peut-être même impossible.

Puis M. Civiale nous fait connaître ses opérations, qui sont au nombre de quatorze. Il passe par-dessus les détails ; mais il nous fait connaître les résultats qui tous, comme de raison, sont plus ou moins favorables. En peut-il être autrement entre ses mains ?

Enfin , sans doute pour faire contraste , il analyse mes observations, *dont les détails*, dit-il, *laissent beaucoup à désirer*. (Ses quatorze observations occupent une page et demie, *voy.* p. 294, tandis que les six de ma première édition en occupent 33.) C'est un travestissement tel qu'un homme qui se respectera tant soit peu ne s'en permettra jamais de semblable.

M. Mercier, dit-il, « parle de quatre malades à chacun desquels il a fait trois incisions peu profondes sur la barrière *sans beaucoup de succès*. Les anciens disaient : *Je l'ai opéré, que Dieu le guérisse !* et M. Mercier, pour justifier son opération, nous déclare que *la chirurgie a fait ce qu'elle pouvait, et que c'était à la médecine à faire le reste.*» Or, chez ces quatre malades , il y eut une grande amélioration (voy. *Rech. sur les valv.*, p. 239, 261, 264 et 274) : l'un, qui se serait suicidé , me disait-il, si je ne l'eusse débarrassé, m'écrivait, quelques jours après son retour en Belgique : « J'ai le plaisir de vous dire que je suis arrivé ici fatigué, il est vrai, malgré la précaution que j'avais prise de me reposer en route, mais dans un état de santé favorable au delà de toute attente. (Il n'y avait pas alors de chemins de fer.) Je n'ai pas souffert le moins du monde en route ; les douleurs que je ressentais dans le canal, et qui me donnaient encore quelque inquiétude, ont disparu comme par enchantement, et les fonctions se font avec une facilité, une régularité remarquables. Le jet de l'urine est plus large que jamais, et je suis persuadé que la vessie se vide bien complétement. Mes nuits sont excellentes : je dors de six à sept heures, sans interruption. Somme toute, mon état est très-satisfaisant, et je prendrai des précautions pour ne pas troubler le bien-être dont je jouis » (*Ibid.*, p. 271). Cependant, comme je n'imite pas certains auteurs, et que je dis non seulement la vérité, mais toute la vérité, je ne dissimulai pas qu'il revint plus tard à ce malade une éruption cutanée qui avait disparu pendant que je le traitais, et que cette éruption, sans exercer une influence sensible sur le cours de l'urine, était cependant devenue une source de tribulations contre lesquelles mes conseils furent sans effet. C'est alors que je dis : *La chirurgie a fait ce qu'elle pouvait; c'est à la médecine à faire le reste.* Je serais en effet curieux de savoir par quel traitement chirurgical M. Civiale aurait pu guérir cette affection de la peau (1).

Il continue : « A un cinquième malade, trois incisions profondes ont été faites, puis trois autres également profondes suivies d'hémorrhagies abondantes, sans amélioration. On eut ensuite recours aux injections caustiques, aux cautérisations. Le résultat n'est pas indiqué. » La vérité est que ce malade ne pouvait uriner quelques gouttes d'urine sans des ténesmes si violents, que des gaz et des matières fécales s'échappaient chaque fois : les urines étaient purulentes et alcalines. L'hémorrhagie s'arrêta spontanément au bout de peu de jours et sans jamais avoir été inquiétante, et, comme il est dit dans l'observation, *le malade urina bien* (*ibid.*, p. 277.) Sous l'influence des injections caustiques, les urines s'éclaircirent; mais la vessie avait été tellement rapetissée par l'inflammation antérieure, qu'elle

---

(1) Nous venons de voir que M. Civiale attribue aux anciens d'avoir dit : « *Je l'ai opéré, Dieu le guérisse!* » Lui qui a pour l'érudition une prédilection si vive, il aurait bien dû nous apprendre quels sont ces anciens. Pour moi, je ne sache que A. Paré qui a dit : « *Ie le pansay, et Dieu le guarist.* » Mais si A. Paré est un ancien, comment M. Civiale qualifiera-t-il Hippocrate et Galien? Et d'ailleurs, veut-on savoir à propos de quelles circonstances Paré parle ainsi, et s'il entendait dire qu'après avoir opéré ses malades, il les abandonnait tranquillement à la garde de Dieu? Il avait une amputation de jambe à faire au siége de Damvilliers, et, par une inspiration divine, pour ainsi dire, il eut l'idée, pour arrêter le sang, de substituer la ligature des artères au fer rouge qu'on employait jusqu'alors. L'opération réussit à merveille, et c'est en la rapportant que Paré prononça ces paroles sublimes de modestie, mais qui, sous la plume de M. Civiale, se sont métamorphosées en une insipide niaiserie.

ne put jamais conserver plus d'un verre de liquide. Qu'on compare maintenant ce résumé avec l'analyse de M. Civiale.

« Sixième malade, ajoute-t-il. Trois incisions assez profondes ; hémorrhagies immédiates et consécutives. Amélioration. » Je dis , au contraire, dans cette observation , que le sang ne tarda pas à disparaître , sans m'exprimer sur sa quantité. Une dépression pratiquée trop tôt ramena un écoulement de sang que je dis, il est vrai, *plus abondant qu'au moment de l'opération*, mais sans m'exprimer encore sur sa quantité. Au reste, c'était une de mes premières opérations, et alors je n'avais pas pour me guider celles de M. Civiale. Il est vrai que ce n'est pas le récit qu'il en donne aujourd'hui qui pourrait beaucoup m'éclairer ; ses observations ont au moins cet avantage, qu'elles ne pourront jamais être critiquées ; il les a arrangées en conséquence.

« Septième malade. Trois incisions, cautérisation. Résultat peu marqué. » Quant à cette observation , il faut croire que M. Civiale l'a fabriquée de toutes pièces , car ma première série n'en contient que six.

« Huitième malade. Opéré sous les yeux d'une commission. Résultat non indiqué. » Si , Monsieur, le résultat a été indiqué, et indiqué comme très-favorable. Auparavant, il s'en fallait de beaucoup que la vessie se vidât, et, en cinq ans, il s'était produit quatre fois des calculs vésicaux. Depuis l'opération , qui eut lieu il y a huit ans , la vessie conserve à peine deux cuillerées d'urine après la miction, et la pierre ne s'est pas reproduite une seule fois. Il n'y a pas un an que le rapporteur de la troisième commission d'Argenteuil s'est assuré de toutes ces circonstances.

J'aime à croire, d'après ce que M. Civiale vient de nous dire, et d'après le silence qu'il garde sur vingt-cinq autres observations que j'avais publiées lorsqu'il fit paraître sa nouvelle édition, qu'il n'avait pas eu connaissance des deux suppléments qui les renferment ; c'est le seul moyen honnête d'expliquer ce qui précède et surtout ce qui va suivre.

« Neuvième malade. » Voici ce qu'a écrit M. Civiale, p. 274 : « Ce malade avait, disait-on , une valvule musculaire au col de la vessie. La sonde coudée et tous les moyens récemment proposés furent successivement employés. On fit la section de la valvule ; le malade succomba *peu de temps après*, et l'on ne découvrit à l'autopsie aucune

trace de barrière : il ne s'agissait que d'une lésion de la prostate. »
M. Civiale revient sur ce malade p. 299 : il dit qu'il est mort au bout
de *six semaines*, ce qui s'éloigne déjà passablement de la première
version ; mais, ce qui s'en éloigne encore plus, c'est ce qu'il ajoute :
« On reconnut, à l'inspection de la pièce pathologique, que les trois
incisions qui avaient été pratiquées laissaient subsister une partie de
l'obstacle. » Ce que c'est que la passion! On dit d'abord que j'avais
opéré une valvule, et que l'autopsie avait démontré qu'il n'en existait
pas; quelques pages plus loin, on dit que mes incisions en avaient
laissé subsister une partie !

La vérité, la voici, et M. Civiale aurait pu facilement la trouver
dans mon premier supplément (Obs. III).

Un homme de soixante-trois ans n'urinait qu'avec peine, quelquefois pas du tout ; sa vessie conservait toujours au moins trois verres
de liquide. Je l'opérai le 17 janvier 1845, et il guérit très-rapide-
ment, sauf qu'il restait encore un demi-verre d'urine après chaque
émission. Il voulait s'en aller, et je ne demandais pas mieux ; mais,
au mois de mars, A. Bérard, chirurgien du service, désirant obtenir
un résultat plus complet, ordonna de pratiquer sur le bord postérieur
du col de la vessie des dépressions qui furent, à mon insu, prolongées pendant des heures entières. De l'inflammation de la vessie survint et se propagea aux reins : la mort eut lieu le 29 mars, c'est-
à-dire près de *deux mois et demi* après l'opération. Maintenant, où
M. Civiale a-t-il pris tout ce qu'il avance sur la nature et sur la disposition de l'obstacle? Le fait est qu'on s'est contenté d'ouvrir la
vessie pour examiner la forme de l'ouverture artificielle. Comme
je désirais faire dessiner cette pièce, la prostate a été laissée intacte,
et elle est encore aujourd'hui intacte dans mes bocaux. Du reste, avec
le bec d'une sonde, on a pu constater, par l'orifice interne de l'urèthre, qu'il s'agissait bien d'une valvule, et que cette valvule avait
été parfaitement divisée (1). Celle-ci était-elle prostatique ou musculaire? La question est encore à résoudre anatomiquement, et je
suis fort étonné de voir M. Civiale en parler de la sorte, car *il a tenu*

---

(1) Je me demande, dans la brochure en question, si l'impossibilité où
était la vessie de se vider complétement ne tenait pas à « l'énorme hypertrophie de ses parois, qui ne permettait pas à celles-ci de se rapprocher exactement. »

la pièce entre les mains, dans une séance de la commission d'Argenteuil.

Il donne en dernier lieu le tableau rembruni d'une dixième opération qu'il a empruntée, dit-il, aux journaux, et dont le résultat définitif n'est pas indiqué. S'il eût consulté mon deuxième supplément, il y aurait trouvé cette observation tout au long (Obs. IV), et il y aurait même vu que le sujet est un de ses anciens malades *auquel il a jugé qu'il n'y avait rien à faire*. Ce cas, du reste, l'un des plus intéressants que je possède, n'a pas encore été édité en totalité, et il le sera dans la présente publication. Le malade, nommé Nozot, a été présenté à l'Académie de médecine le 3 mai 1853.

« Faisons remarquer, dit M. Civiale en terminant, qu'on voit diminuer chaque jour l'enthousiasme qu'avaient produit les premières opérations de M. Mercier. Lui-même imprimait, il y a peu de jours : *N'abusons jamais de l'instrument, encore moins dans l'urèthre qu'ailleurs*. Et plus récemment, il s'est élevé avec autant de force que de raison contre les habitudes de quelques chirurgiens que tourmente le besoin d'instrumenter » (*ibid.*, p. 300).

Faut-il absolument des revers pour conseiller la prudence? Moi, je ferai remarquer à mon tour que, dans les deux lignes qui précèdent celles que je viens de reproduire, M. Civiale dit que mes « nouveaux résultats paraissent être plus satisfaisants. » Ce serait donc pour cela que l'enthousiasme, excité par les premiers, diminuerait! Il faut convenir que ce serait une singulière raison! Je n'ai pas la prétention d'avoir excité l'enthousiasme, surtout dans les hautes régions de la chirurgie, où l'enthousiasme n'est pas le premier sentiment qu'on éveille; mais le rapport de la dernière commission d'Argenteuil fait foi du moins que mes résultats se sont soutenus, et que mes nouvelles opérations n'ont fait que démontrer la valeur et l'exactitude de tout ce que j'avais dit des premières.

Maintenant, si M. Civiale est content de son œuvre, je le laisse en paix avec sa conscience. Je me borne à ce sujet pour aujourd'hui, et, pour compléter toutes les démonstrations qui précèdent, je renvoie aux rapports imprimés ci-après.

III.

> « Ceux dont les prétentions ont été repoussées
> par les académies ne se tiennent pas pour bat-
> tus, et ne cessent pas de les reproduire ; car les
> académies n'ont ni avoués ni tribunaux pour faire
> exécuter leurs décisions, et l'inventeur est obligé
> d'avoir sans cesse l'œil au guet et la plume à la
> main pour se défendre » (Leroy d'Étioles : *Trei-*
> *zième et dernier chapitre du traité de lithotritie*,
> p. 4, 1852).

Nous venons de voir que M. Civiale avait d'abord essayé de s'approprier la découverte des valvules du col de la vessie, et que,
n'ayant pas réussi, il avait, avec autant de bonheur, fait tous ses
efforts pour en gratifier des chirurgiens qui n'y avaient jamais
songé, mais qui avaient au moins le mérite, immense et décisif
pour lui, de n'être plus de ce monde.

M. Leroy d'Étioles ne pouvait manquer d'entrer dans la même
voie, lui qui, jusqu'à ce jour, a tout emprunté, tout, jusqu'à la
plus belle moitié de son nom (1) ; seulement, à la différence de M. Civiale, il a jugé que ce qui était bon à prendre était bon à garder, et
aujourd'hui encore il soutient, toujours et partout, dans la presse,
devant les académies, et jusque devant les tribunaux, oui, devant
les tribunaux, qu'il est le seul père, le seul créateur des valvules
du col de la vessie et de tout ce qui s'y rattache.

Je ne m'arrêterai pas à réfuter de point en point ses assertions ;
ce travail ingrat, minutieux, a été fait dans mes précédentes publications, et notamment dans ma *Troisième série d'observations*, publiée au commencement de 1850. Toutes les pièces en litige étaient
donc sous les yeux de la commission d'Argenteuil quand elle a fait
son rapport, rapport que M. Leroy aurait, plus que tout autre, mauvaise grâce à récuser, puisqu'il n'est peut-être pas de journal poli-
tique dans lequel il n'en ait fait insérer des extraits.

---

(1) M, Leroy n'est même pas né à Étioles, mais à Paris.

Or, ce rapport, que dit-il ?

M. Leroy me contestait mes découvertes au sujet des valvules du col de la vessie : le rapport reconnaît que « ce qui avait été seulement effleuré, je l'ai approfondi, et que mes publications ont jeté de vives lumières sur ce point très-peu connu de pathologie. » Pas un mot de M. Leroy.

M. Leroy me contestait l'invention de la sonde coudée, seul moyen véritablement utile de diagnostiquer les diverses déformations du col de la vessie. La commission reconnaît que « la sonde coudée a été imaginée par moi à cet effet. »

M. Leroy prétendait avoir indiqué avant moi le traitement de cette affection. La commission dit : « M. Mercier en fait connaître le traitement, lequel consiste à détruire l'obstacle au cours de l'urine, en incisant ces valvules ; » et ailleurs : « On ne saurait contester à M. Mercier le mérite d'avoir établi par des faits concluants le traitement qui leur est applicable. »

Ici cependant M. le rapporteur fait une concession à M. Leroy. Après avoir dit que l'inciseur que j'emploie actuellement « ne laisse rien à désirer, sous le rapport de la simplicité dans le mécanisme, et de la sûreté dans l'exécution », il ajoute :

« Pour rendre hommage à la vérité, nous devons dire cependant qu'avant 1841, M. Leroy d'Étioles avait déjà fait connaître un instrument analogue à celui de M. Mercier, *quoique imaginé dans un autre but*. Figuré dans l'atlas de MM. Bourgery et Jacob, t. VII, planche 54, publié en 1840, cet instrument y est indiqué sous le nom de *scarificateur de la prostate hypertrophiée*. »

Eh bien ! cette concession, je n'admets pas qu'elle soit fondée, et, comme il serait malséant à moi de n'opposer à l'autorité morale et scientifique de M. le rapporteur qu'une simple assertion, je vais entrer dans quelques détails, et fournir des preuves.

J'essaierai en premier lieu de faire voir que mon dernier instrument n'est qu'une modification de celui que j'ai fait connaître par la presse au commencement de 1839, et que j'avais fait fabriquer deux ans auparavant. Or nous verrons que l'instrument de M. Leroy n'a de date certaine que depuis 1840.

En second lieu, je prouverai que l'instrument de M. Leroy, outre qu'il avait été imaginé dans un autre but, présentait, malgré sa ressemblance apparente avec le mien, des différences fondamentales dans le mécanisme, qui le rendaient tout à fait inapplicable à la section des valvules.

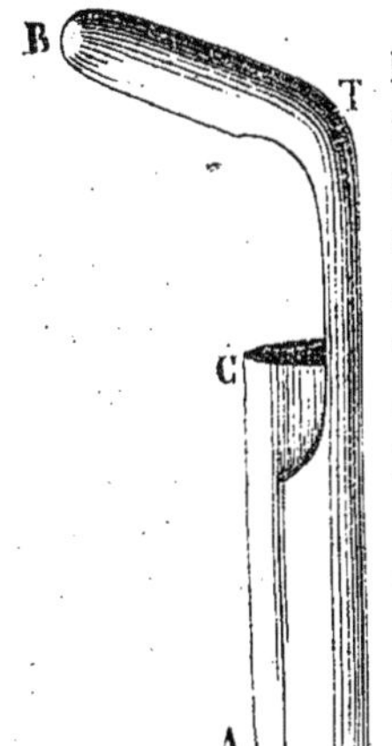

Voici ce qu'on trouve à la page 72 des Bulletins de la *Société anatomique pour l'année* 1839, au sujet de mon premier instrument, dont je donne ici la figure (fig. I) : « M. Mercier fait voir un instrument qui lui sert à *exciser* les valvules formées par la portion transversale de la prostate, et qui mettent souvent obstacle au cours de l'urine chez les vieillards. »

Cela ne m'a pas suffi. Ayant eu occasion, cette même année 1839, d'adresser à l'Académie de médecine une lettre cachetée où je décrivais ma sonde évacuatoire à double courant, j'y joignis en même temps la description de mon exciseur, description qu'on trouvera dans le tome IX des *Bulletins de l'Académie*, et que je transcris, pour qu'on voie bien qu'il s'agit de l'instrument ici représenté, sans le plus minime changement.

« Cet instrument se compose de deux pièces :

« La première est assez semblable à la branche femelle du percuteur de M. Heurteloup, seulement elle est plus petite. Sa portion recourbée, qui n'a que 8 lignes de longueur, est pleine, excepté près du sommet de l'enfoncement angulaire qu'elle forme avec l'autre portion. Là, elle est creusée d'une excavation remplie d'une substance élastique propre à protéger le tranchant de la seconde pièce. Sa portion droite offre une échancrure transversale près de ce même enfoncement angulaire dont je viens de parler.

« La deuxième pièce, ou mâle, est une tige droite glissant dans la précédente, et terminée par une espèce de gouge bien tranchante et très-creuse. Elle sert à couper, contre la portion recourbée de la branche femelle, la valvule prostatique, quand on l'a engagée dans la rainure transversale » (*Bull. de l'Acad. de méd.*, t. IX, p. 507).

Je le demande actuellement, cet exciseur ne coupe-t-il pas la valvule absolument comme le lithotriteur courbe broie la pierre ? Nous verrons plus loin quelle singulière réclamation M. Leroy a basée sur une semblable analogie d'action.

Sans doute il va me répondre, comme il l'a déjà fait, que ce qu'il me réclame, c'est un inciseur, et non pas un exciseur.

Mais que faisait donc cet exciseur, sinon deux incisions parallèles réunies par une incision transversale? Est-il donc si difficile de comprendre que qui peut plus peut moins, et fallait-il tant de génie pour arriver à ne faire qu'une incision, au lieu de trois à la fois ?

Aussi, trouvant que le fabricant ne donnait pas à mon *exciseur* un tranchant suffisamment acéré, m'a-t-il suffi de le modifier d'une manière insignifiante pour le transformer en *inciseur*.

Voici ce que j'ai publié en 1841 : « Pour pratiquer l'*incision*, la branche femelle est la même que dans l'exciseur; mais l'autre se com-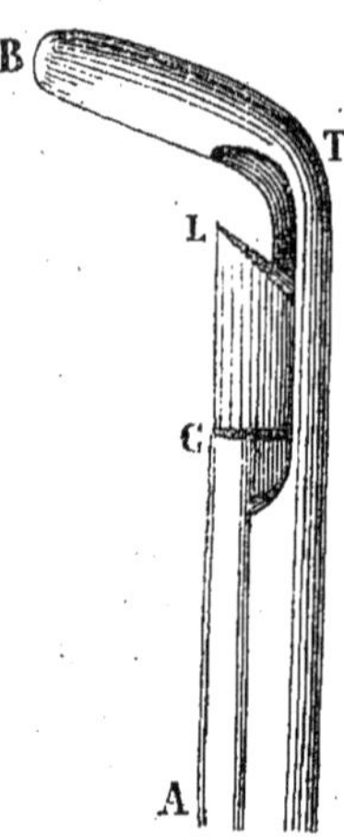pose de deux pièces. La première ressemble à la branche mâle de l'instrument précédent, excepté qu'elle est mousse à son extrémité, et que celle de ses faces qui regarde la branche femelle est creusée sur toute sa longueur d'une cannelure étroite et très-profonde, occupant presque toute son épaisseur. C'est dans cette cannelure que doit glisser la deuxième pièce. Celle-ci, formée par une tige aplatie, se termine, comme un ciseau, par une extrémité tranchante (1). Pour se servir de cet instrument, on loge la deuxième pièce de ce que j'appelle la branche mâle dans la gouttière de la première, de manière que son tranchant se trouve couvert; puis on fait glisser celle-ci dans la branche femelle. Tout étant ainsi disposé et fermé, on introduit l'instrument comme le précédent; on accroche la valvule de la même manière; après quoi on retire la branche mâle de 10 ou 12 millimètres. La valvule s'engage d'elle-même dans l'échancrure de la branche femelle; on

---

(1) Dans mes *Recherches sur les valvules*, page 256, j'ajoute à ce qui précède : « Il est bon que cette extrémité soit un peu oblique, c'est-à-dire qu'elle soit un peu plus saillante vers son bord libre que vers celui qui doit correspondre à la pièce femelle. » On voit que cette disposition avait pour but d'empêcher la bride d'échapper au tranchant, en la coupant pour ainsi dire d'arrière en avant. C'est ce que M. Civiale a imité dans sa seconde édition.

repousse doucement la branche mâle, de manière que la valvule se trouve pressée entre son extrémité interne et le bec de l'autre branche. L'écartement, dont on peut alors juger à l'extrémité externe, indique l'épaisseur de la bride (1), et il suffit de pousser la deuxième pièce de la branche mâle pour diviser cette bride de l'urèthre vers la vessie » (*Examinateur méd.*, t. I, p. 30).

On ne dira pas que la figure que je donne aujourd'hui de cet inciseur (fig. II) n'est pas conforme à la description. Or cet inciseur n'est-il pas fondé sur le même principe que mon exciseur, et l'un n'est-il pas une modification de l'autre?

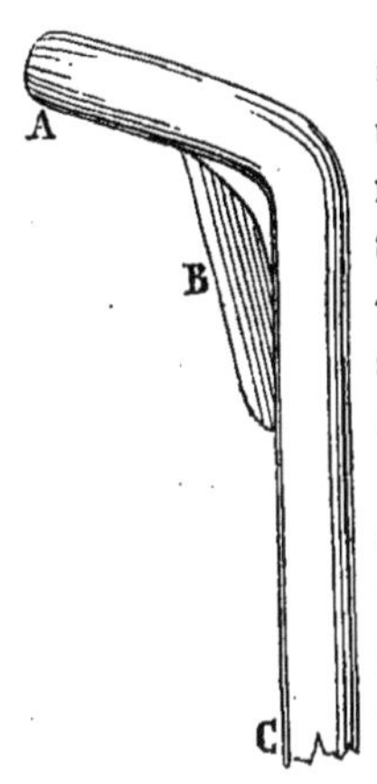

Je n'en restai pas là. Trouvant que cet instrument n'incisait pas assez vite, j'en publiai un autre en 1844. Celui-ci n'agissait plus à la manière d'un brise-pierre, mais comme un bistouri, en pressant et en sciant (*Recher. sur les valv.*, p. 258). Je n'en donne ici que la figure, sans la description, puisque, du moins, personne ne me le conteste (fig. III).

Cet instrument, très-simple, très-commode, agit on ne peut plus rapidement quand la valvule offre une certaine résistance; mais je m'aperçus aussi que, quand elle est lâche, elle fuit devant le tranchant de la lame, parce qu'elle n'a plus un point d'appui derrière elle comme avec

---

(1) M. Leroy conviendra, j'espère, que les instruments propres à mesurer l'épaisseur des obstacles situés au col de la vessie, qu'il a présentés, le 5 mai 1832, à l'Académie des sciences, et qu'il désigne sous le nom de *cystitrachélotomes*, n'avaient de nouveau que le nom, lequel me semble passablement impropre. Voici ce qu'on trouve à cet égard dans la *Gazette médicale*, page 300 : « L'un de ces instruments ne diffère du brise-pierre ordinaire que par la brièveté du mors de la branche mâle ou mobile qui, ramenée en arrière et rentrant dans l'urèthre, saisit le bourrelet entre elle et la branche femelle restée dans la vessie et tournée en bas. Dans l'autre, le petit coude est articulé, ce qui lui donne l'avantage de franchir le col sans le violenter, et de pouvoir être dégagé plus facilement. » Ces instruments ne sont évidemment qu'une mauvaise imitation du mien. En effet, le bec de la branche mâle du premier violente le col pour en sortir ; mais il le

les deux premiers instruments. Je cherchai donc à combiner les avantages de ces deux inciseurs, et de là est résulté celui dont j'ai publié la figure et la description en 1847, et que M. Leroy d'Étioles prétend avoir fait fabriquer quelques mois avant l'apparition de ma brochure (*Nouv. obs.* dans la 2e éd. des *Rech. sur les valv.*, p. 392). Nous verrons bientôt quelle preuve il en donne.

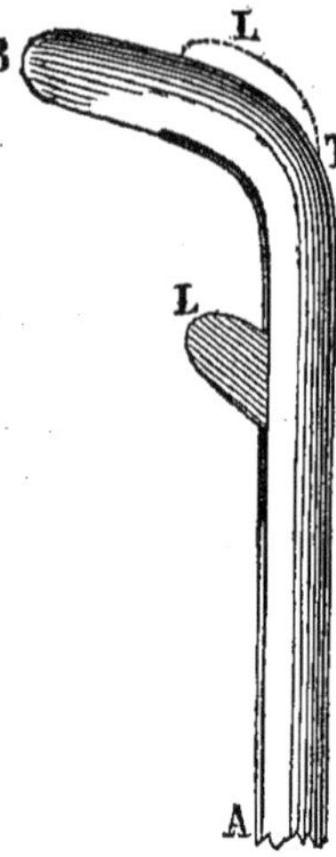

Une description de cet instrument me semble également superflue : je dirai seulement qu'un mécanisme particulier placé à l'extrémité externe permet, à volonté, de tirer la lame en L, ou bien de la faire saillir sur le talon, ainsi que le représente L (fig. IV).

La lame de cet instrument coupant sur toute sa circonférence, on voit que, lorsque j'ai accroché la valvule et que je tire cette lame, elle coupe comme mon second inciseur, et que, lorsque je la repousse, au contraire, elle coupe, comme mon premier, la bride qui s'est engagée entre elle et le bec.

Voilà la série d'idées par laquelle j'ai passé : je laisse maintenant aux lecteurs à juger si mon dernier instrument n'est pas une modification ou plutôt une combinaison de mes premiers. En vérité, n'est-il pas bien à plaindre le chirurgien qui s'est traîné devant un tribunal civil pour arriver à faire déclarer par la bouche d'un magistrat qu'il conste des registres d'un fabricant qu'à la date du 15 juillet 1847, il a fait fabriquer un *scarificateur prostatique en forme de brise-pierre* (1), lorsqu'il est patent, d'après des témoignages imprimés, inaltérables, que j'ai fait connaître en 1839 et 1841 des instruments

violente bien plus encore pour rentrer dans la vessie D'un autre côté, le second est compliqué et d'un entretien difficile. Le mien, antérieur de près de dix ans, est des plus simples, au contraire ; comme sa pièce mâle n'a pas de bec saillant, il descend sans effort dans l'urèthre, et il suffit de le tourner en avant pour le faire rentrer très-facilement dans la vessie et ensuite dans le bec de la branche femelle.

(1) Tribunal civil de la Seine, 4e chambre ; *Gaz. des Tribunaux* du 31 juillet 1855. — Ce n'est pas sans avoir bien réfléchi que M. Leroy a fait cette

agissant à la manière d'un brise-pierre (1), et ayant sur celui de M. Leroy l'avantage d'être décrits d'une manière autrement précise que celle qui résulte de ces mots : *scarificateur prostatique.* Est-ce que scarifier la prostate et diviser les valvules du col de la vessie sont des mots synonymes? Autant appeler scarification du rectum l'opération de la fissure ou de la fistule à l'anus. En général, un mot ne suffit pas pour exprimer une chose, à moins que cette chose ne soit parfaitement connue et le mot parfaitement déterminé, de telle sorte que ce mot ne puisse s'appliquer à une autre chose. Nous avons vu, p. 18, que la cause d'une des bévues de M. Civiale, c'est d'avoir attribué au mot *bride,* employé par Deschamps, le sens qui lui était le plus agréable, sans prendre la peine de recourir à l'endroit où Deschamps exposait le sens qu'il donnait à ce mot.

Remarquons que ce n'est pas seulement dans les registres du fabricant que se trouve cette qualification : *scarificateur prostatique;* nous avons vu, dans l'alinéa cité plus haut du rapport de la commission d'Argenteuil, qu'elle a été employée par M. Leroy lui-même dans l'ouvrage de Bourgery, sans autre explication. Or, qu'entendait-il par ces mots? Voilà la question.

Je l'ai déjà dit ailleurs : M. Leroy attribue l'hypertrophie de la prostate à une inflammation chronique (*Lettr. et mém.*, p. 118. — *Thérap. de l'hypertr. prost.*, p. 50). Ne se pourrait-il pas qu'il n'eût d'autre but que de faire des mouchetures sur la prostate gonflée, pour en produire le dégorgement, idée qu'il voulait peut-être ravir à un

---

inconvenante démarche ; car voici ce qu'on lit à la page 21 d'un *Mémoire à consulter*, qu'il a publié à cette occasion : « Peut-être, messieurs les « juges, viendra-t-on dire que je veux faire décider subrepticement par les « tribunaux une question scientifique du ressort des académies; que j'at- « taque indirectement un médecin qui n'est pas mis en cause; que je pro- « fite de la circonstance pour publier un Mémoire et faire ce qu'on appelle « aujourd'hui une réclame. » M. Leroy devait être et a été débouté de sa demande, et condamné aux dépens : c'est ce qu'il s'est bien gardé de dire dans une petite note qu'il a adressée à l'Académie des sciences et insérée dans les journaux.

(1) En relisant la page 6 d'une brochure publiée par M. Leroy à la fin de 1831, et intitulée : *Extrait d'un Mémoire présenté à l'Académie de médecine*, je me suis demandé si l'on doit le plaindre ou le blâmer. Après avoir parlé de mes deux premiers instruments, comme un homme qui en

autre, qui l'avait émise en 1832? M. Leroy va me répondre encore que j'interprète ses paroles à ma guise. Mais qui me répond qu'il ne les accommode pas lui-même à son point de vue actuel? S'il eût été plus clair, il n'y aurait pas de discussion possible; mais, s'il est vrai qu'il est resté dans l'obscurité la plus complète et que *ce que l'on conçoit bien s'énonce clairement*, il doit me laisser le droit de ne pas lui prêter plus de lumières qu'il n'en avait sans doute.

Et d'ailleurs, je ne procède pas seulement par hypothèse; on va voir que j'ai d'autres raisons péremptoires de penser que M. Leroy ne songeait, il n'y a pas longtemps encore, qu'à pratiquer des mouchetures à l'intérieur de la prostate. Croirait-on, par exemple, qu'en 1847 (*Lettre relative au prix d'Argenteuil*, p, 16), il vantait encore, comme *préférable à tout autre*, pour diviser les valvules du col de la vessie, l'instrument *flexible* et à encoche dont je reproduis fidèlement le dessin (fig. V)? Celui-ci peut-il seulement excorier la membrane muqueuse? Est-ce que sa flexibilité permet de le diriger et de l'appuyer convenablement? est-ce que son encoche suffit pour indiquer où l'on opère? En vérité, proposer un tel instrument pour faire une section de 15 millim. et plus de profondeur dans les tissus prostatique et musculaire qui composent le col de la vessie, tissus presque toujours indurés en pareils cas, et le proposer comme *préférable à tout autre*, c'est indiquer clairement qu'on n'a pas la moindre notion des difficultés que cette opération présente.

Examinons d'ailleurs l'instrument de 1840, et voyons s'il peut faire autre chose que des mouchetures dans la région prostatique.

Sans doute, au premier aspect, il a, comme le dit M. le rapporteur, quelque analogie avec mon dernier sécateur; mais, qu'on l'examine d'un peu plus près, et l'on ne tardera pas à voir que ce n'est qu'en apparence, et que ces deux instruments ne peuvent être employés de la même manière.

---

a lu la description, il dit que mon inciseur de 1841 « n'a aucune ressemblance, ni par sa structure, ni par son mode d'action, avec le brise-pierre, » et

Dans celui de M. Leroy, deux lames sont juxtà-posées, l'une tranchante sur le bord dorsal, et l'autre sur le bord concave : la première peut faire saillie sur le dos du bec de la gaine qui la loge, et la seconde du côté opposé ; mais aucune ne peut s'en dégager complétement. C'est dans cette position qu'elles se trouvent représentées dans toutes les figures que M. Leroy en a données antérieurement à mon dernier instrument. Je ne parle pas de ses descriptions, puisqu'il n'en a jamais publié avant nos discussions.

A la page 22 de l'*Exposé* de ses titres, édité en 1840, la figure 44 représente cet instrument : une lame fait saillie sur le dos, l'autre sur la face concave du bec.

A la planche 54 du tome VII du grand ouvrage de Bourgery, on en trouve trois figures : dans deux, les lames font saillie comme je viens de dire; dans la troisième, celle du dos reste fermée, une seule fait saillie sur la concavité ; dans aucune les lames ne s'éloignent du bec de manière à agir à la manière d'un brise-pierre.

Mais cet ouvrage va nous fournir un specimen bien plus frappant encore de la loyauté de M. Leroy. Il s'agit de la planche 56 *bis* qui m'avait échappé d'abord, et que M. Leroy avait oubliée sans doute; car sans cela il se serait certainement gardé de parler de l'anatomie de Bourgery.

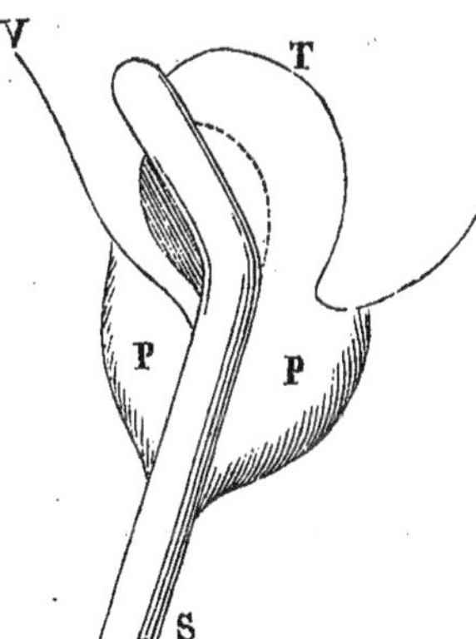

La figure 9 de cette planche est indiquée par ces mots dans l'explication : « *Scarification de la prostate avec l'instrument de M. Leroy d'Étioles,* » et l'auteur renvoie, pour cet instrument, à la pl. 54. Or, que nous représente cette figure 9? Je donne ici une esquisse de sa partie essentielle (fig. VI.) On y voit les deux lames ouvertes, l'une sur le dos, et l'autre sur la concavité, et celle du dos est représentée scarifiant...

---

il le représente sous la forme de celui de 1844. Il n'avait cependant pas besoin de chercher bien loin : les descriptions de ces divers instruments se suivent dans mon *Traité des valvules,* publié sept ans avant sa brochure, et s'il

quoi? une valvule? Pas du tout : la face antérieure d'une tumeur située derrière le col de la vessie!

Or, quand je disais que M. Leroy, avec ses scarificateurs, n'avait en vue que de produire un dégorgement de la prostate hypertrophiée, et qu'il le niait avec l'aplomb le plus imperturbable (*Thérap.*, etc., p. 67), qui de nous avait tort? Que pouvait faire cet instrument sur cette tumeur T, pédiculée et mobile, sinon des scarifications longitudinales et superficielles? et que pouvaient faire ces scarifications? Devaient-elles empêcher la tumeur de s'incliner sur l'orifice uréthral et de l'oblitérer? Telles ne sont assurément pas les figures que M. Leroy nous a données à la page 65 de la brochure que je viens de citer, et qui a été mise au jour en 1849, deux ans après la publication de mon dernier inciseur. Si j'avais jamais opéré dans mes idées et dans mes écrits une pareille altération, M. Leroy, qui m'a adressé toutes les injures possibles dans sa dernière brochure, ne manquerait pas de me taxer d'effronterie et d'impudence, et cette fois il aurait bien raison.

Je devrais en rester là ; cependant, voyons s'il est possible de diviser les valvules avec cet instrument comme M. Leroy prétend l'avoir toujours fait.

On pourrait comprendre, à la rigueur, qu'après avoir fait saillir dans la vessie la lame qui est tranchante sur son bord dorsal, il pût en retirant ce scarificateur, appuyer fortement sur le bord postérieur du col, et le diviser. Mais ce serait alors une mauvaise manière de faire; car rien ne protége la paroi postérieure de la vessie contre le tranchant; la section de la bride pourra se faire d'une manière très-inégale, suivant qu'elle offre peu ou beaucoup de résistance, que la lame est plus ou moins acérée, qu'on presse plus ou moins fort; on

---

se fût donné la peine de les lire, depuis tant d'années qu'il bataille à leur sujet, il aurait vu que, pour imaginer l'inciseur de 1847, je n'avais pas besoin « d'abandonner complétement l'ordre d'idées dans lequel j'étais entré. » J'aime mieux croire à de la légèreté qu'à une mauvaise foi si profonde; et cependant cette brochure n'a paru qu'à la fin de 1851, tandis que j'avais publié, en 1850, dans la *Gazette médicale*, la description et la figure de mon second exciseur, et que je disais qu'il ne différait que très-peu de celui de 1839. Cela ne devait-il pas éveiller l'attention de M. Leroy, si légère qu'on la suppose?

pourra donc ne pas couper du tout, ou bien aller beaucoup au delà des limites permises et amener les plus graves accidents. Enfin, ajoutons que rien n'indique où l'on doit s'arrêter dans l'urèthre, et que le vérumontanum sera grandement exposé. En somme, chercher à diviser la bride avec cette lame serait un procédé infidèle et dangereux.

La divisera-t-on mieux avec l'autre? N'importe la supposition qu'on fasse, ce serait impossible. J'ai dit que cette lame ne peut se dégager complétement du bec de la gaine; il est dès lors évident qu'on aura beau la tourner du côté de la valvule, on ne la coupera pas, on ne pourrait tout au plus qu'égratigner sa face vésicale. Mais, dira M. Leroy, comment savez-vous que je ne puis la dégager du bec, puisque je ne l'ai dit nulle part? J'ai déjà donné de bonnes raisons ; mais j'en vais donner une meilleure encore : c'est que si l'on pouvait faire glisser cette lame assez pour l'amener au-dessous de la bride, et que celle-ci pût s'interposer entre elle et le bec de la gaine, on ne pourrait plus la faire rentrer dans ce bec, puisque, n'étant pas tranchante sur sa face dorsale, elle ne pourrait diviser les tissus intermédiaires. Et, en effet, avec mon instrument, ce n'est que la plus minime partie de l'obstacle qu'on coupe en amenant la lame dans l'urèthre; c'est en la repoussant que le reste se trouve divisé contre le bec qui lui sert de point d'appui. De là vient que, si on voulait agir avec cette lame de M. Leroy, comme avec la mienne, du moment qu'elle aurait été amenée au-dessous de l'obstacle, on ne pourrait ni repousser, ni retirer l'instrument, sans produire les plus graves désordres.

Supposons actuellement qu'on veuille tout simplement pratiquer dans la région prostatique des mouchetures, ce que nous appelons, en propre terme, des *scarifications*, alors le scarificateur de M. Leroy sera très-convenable : on fera saillir une lame sur la convexité, une lame sur la concavité, et, par des mouvements de va et vient, on fera dans l'intérieur du canal des plaies superficielles qui donneront écoulement à une certaine quantité de sang. Cette manière d'agir serait certainement plus rationnelle que celle indiquée par M. Leroy dans l'ouvrage de Bourgery ; car, je le répète, que pouvait faire ce scarificateur sur une tumeur si mobile ?

Ces observations vont nous permettre d'apprécier à leur juste valeur quelques autres allégations de M. Leroy.

En vérité, si, dans le procès qu'il vient d'intenter à M. Charrière, il n'était pas animé par l'un des motifs dont il prend soin de se défendre (*voir* la note de la p. 41), sa conduite devient pour moi complétement inintelligible. Quoi! il en appelle à un tribunal civil pour faire constater par les registres d'un fabricant qu'en 1847 il a fait faire un *scarificateur prostatique*, sans indication de forme, de mécanisme, d'emploi, tandis que, depuis plusieurs années déjà, il prétend prouver, par d'autres relevés qui lui ont été fournis par le même fabricant, qu'il a imaginé avant 1836 l'inciseur qu'il me conteste (*Thérap. des rét.*, etc., p. 66. — *Extr. d'un mém.*, etc., p. 9)! Est-ce que, par hasard, il sentirait lui-même l'inanité de ses preuves, et qu'il voudrait compenser la qualité par la quantité?

Voici ce qu'on lit à la page 14 du *Mémoire à consulter* déjà cité :

« Le premier de mes scarificateurs fut exécuté en 1834 par un mécanicien nommé Greiling; les seconds ont été fabriqués, en 1836, par M. Charrière. Voici le relevé du registre de commerce qui indique la livraison : « Quatre instruments en forme de brise-pierre, dont « un tranchant pour la partie dorsale (le simple), la rondelle en ébène « et le manche du simple, 35 fr. chaque. » Plus bas est écrit : « Ex- « trait de mon livre de crédit. *Signé* : CHARRIÈRE. » On voit que ces instruments étaient construits comme les brise-pierre, avec cette différence que la branche mâle, ou mobile ou simple, pour employer le langage de M. Charrière, au lieu d'être dentée, était tranchante. »

Soit, M. Leroy; je vous accorde ceci pour un instant.

Mais qui me dit que ces quatre instruments avaient pour but d'inciser les valvules du col de la vessie? Quatre à la fois! Vous conviendrez que la provision était un peu forte, et je vous avoue même que le nombre m'inspire quelques doutes. Qui me répondrait, par exemple, que ces quatre instruments n'ont pas été faits pour diviser un fragment de bois dans la vessie d'un malade, et l'extraire? C'est une supposition, direz-vous? Peut-être; mais, puisque votre preuve est si peu claire que vous êtes obligé vous-même de l'interpréter, je ne vois pas pourquoi vous m'interdiriez le droit d'en faire autant.

Continuons.

« La meilleure manière d'inciser le col de la vessie avec cet instrument, c'est de tourner en bas l'extrémité de son bec, d'accrocher la partie inférieure du col de la vessie avec la concavité de ce coude, puis d'imprimer à la branche qui porte la lame le mouvement de glissement par lequel le bord inférieur du col de la vessie se trouve coupé. (Ici une image démontrant la manœuvre aux magistrats.) Ce mouvement de rotation, par lequel la partie coudée ou le bec de l'instrument est tourné en bas, ne s'effectue pas toujours avec facilité ; c'est pourquoi j'avais fait disposer un des quatre instruments de telle sorte que sa lame fît saillie sur la convexité du coude, et pût couper sans exécuter le mouvement de rotation de la totalité de l'instrument. »

Il s'agit de s'entendre ici. De quel instrument nous parle M. Leroy au commencement de cet alinéa? D'après ce qu'il nous dit de sa manière d'agir, il faut qu'il soit tranchant du côté de la concavité ; mais, d'après l'Extrait de M. Charrière, un seul était tranchant, et l'était sur sa partie dorsale. M. Charrière aurait donc commis un oubli ; car, puisque tous quatre étaient des scarificateurs (qui en douterait? M. Leroy le dit aujourd'hui), ils devaient être tranchants tous quatre, l'un sur le dos, un autre sur la concavité; sans doute qu'un autre l'était à droite, et le quatrième à gauche : il y en avait pour les quatre points cardinaux.

Mais non : voici ce que je retrouve en relisant l'*Extrait d'un mémoire*, publié par M. Leroy à la fin de 1851, p. 10 : « L'un de ces quatre instruments avait la branche simple, ou mobile, tranchante sur la partie dorsale : *cela implique* que les trois autres étaient tranchants sur la concavité. » Tout beau, M. Leroy, n'allez pas si vite ! Quoi ! un seul d'une façon, et trois de l'autre ! trois pareils ! Pour moi, je ne vois pas cela dans la Note de M. Charrière; j'y vois tout simplement que trois avaient la forme brise-pierre, et n'étaient pas tranchants du tout. Votre explication d'aujourd'hui peut vous convenir mieux que la mienne ; mais c'était en 1836 qu'il fallait la donner. Vous qui avez publié et figuré tant d'instruments inutiles et dont vous ne vous êtes jamais servi, vous voudriez nous faire croire que c'est par oubli que nulle part vous n'avez décrit l'instrument qui, dites-vous, p. 66 de votre brochure intitulée : *Thérap.*, etc., vous sert habituellement depuis 1836 (*Extrait, etc.*, p. 5)! Ainsi vous n'auriez oublié que celui qui vous sert ! ! N'est-ce pas vous moquer de vos lecteurs que de leur supposer une aussi forte dose de crédulité?

M. Leroy veut absolument avoir imaginé un instrument coupant sur la concavité, parce que, mon sécateur coupant sur le dos et sur la concavité, et M. Charrière n'ayant parlé que de la convexité, il fallait bien, pour que je fusse bien et dûment convaincu de plagiat, que M. Leroy en eût un autre qui coupât sur la concavité. Il prouvait ainsi que je n'avais eu d'autre mérite que de réunir ses deux instruments en un seul, en supposant que quelques incrédules pussent encore douter qu'il l'eût fait lui-même avant moi, en 1847.

Malheureusement, qui veut trop prouver ne prouve rien : en admettant pour un instant que ses instruments eussent la destination qu'il prétend, il est évident que celui qui était tranchant sur le dos ne valait rien, et il le comprend lui-même, puisque nous venons de voir qu'il dit ne l'avoir fait faire que pour des cas exceptionnels ; d'un autre côté, celui qui n'était tranchant que sur la concavité était inapplicable et dangereux. Ce que j'ai dit du scarificateur à deux lames s'applique incontestablement à chacun de ces scarificateurs simples en particulier. C'est ce dont M. Leroy, s'il les eût appliqués, n'eût pas manqué de s'apercevoir, au préjudice de ses malades.

Mon inciseur peut aussi couper sur le dos, mais je ne m'en sers ainsi que dans quelques cas seulement, et tout à la fin de l'opération, pour achever de niveler le bord postérieur du col avec la paroi postérieure de l'urèthre : c'est une action purement accessoire, complémentaire. Ses deux principales manières d'agir sont d'abord de couper de haut en bas, et ensuite de bas en haut. Celle des lames de M. Leroy, qui est tranchante sur le côté concave seulement ne pourrait exécuter sans danger le premier temps, parce qu'on ne pourrait la faire rentrer dans sa gaîne, à cause des tissus qui s'interposeraient infailliblement entre elles, et qu'elle ne pourrait diviser, n'étant pas tranchante sur son dos ; l'autre lame ne pourrait exécuter le second temps, puisque, d'après la description même de M. Leroy, elle ne peut couper qu'en faisant saillie sur le dos de la gaîne. On voit donc que ce n'est pas sans raison que je disais que si nos deux instruments ont quelque analogie, ce n'est qu'en apparence, et que leur mécanisme diffère totalement.

Mais arrêtons-nous un instant ; ce scarificateur à deux lames m'amène à une nouvelle étude de moralité scientifique.

Nous venons de voir ce que M. Leroy dit de l'invention des scarificateurs simples ; poursuivons.

« L'année suivante (c'est-à-dire en 1837), je fis faire un autre instrument, dans lequel se trouvèrent *réunies* ces deux lames faisant saillie, l'une sur la concavité, l'autre sur la convexité du bec (ici une autre image).... Cet instrument remplissant plus complétement les conditions de l'opération, fut présenté à l'Académie des sciences le 10 avril 1837, avec un autre instrument en forme de ciseaux courbes, destiné à exciser les tumeurs du col de la vessie » (1).

---

(1) Je rappellerai à M. Leroy que j'ai décrit d'une manière nette et précise, dans une lettre cachetée, adressée le 20 juin 1856 à l'Académie des sciences, des ciseaux de ce genre avec la manière de les employer. J'ai fourni à la commission d'Argenteuil une copie de cette lettre certifiée et paraphée par le secrétaire perpétuel de l'Académie. Je n'avais jusqu'à présent élevé aucune réclamation au sujet de ces ciseaux, parce que l'expérience m'ayant démontré l'insuffisance de leur action, je jugeais inutile de troubler M. Leroy se pavanant de leur invention ; mais, comme je viens de les modifier de manière à les rendre très-efficaces, je vais faire valoir mes titres. Voici un extrait de cette lettre.

INSTITUT DE FRANCE. — ACADÉMIE DES SCIENCES.

Le secrétaire perpétuel pour les sciences naturelles certifie que ce qui suit est la *copie textuelle* d'une Note déposée sous pli cacheté par M. Aug. Mercier, dans la séance du lundi 20 juin 1856, et dont il a été donné communication, sur la demande de l'auteur, dans la séance du lundi 3 septembre 1849.

« ..... Cet instrument (ma sonde exploratrice) me conduisit aussitôt à en imaginer un second pour opérer la section des *tumeurs* qui s'élèvent autour du col de la vessie. Lorsque toutes ses parties sont disposées pour être introduites dans cet organe, il a absolument la même courbure et presque la même forme que le précédent.

« Il se compose de deux branches, l'une mâle, l'autre femelle. La dernière est formée, depuis son extrémité externe jusqu'à sa courbure, par un cylindre creux de 10 pouces de longueur et 3 ou 4 lignes de diamètre. Son extrémité externe présente un renflement quadrilatère pour qu'on puisse y adapter une manivelle. La branche mâle est solide, arrondie, d'un diamètre tel qu'elle puisse entrer et tourner librement dans la portion engaînante de l'autre branche, qu'elle dépasse de 2 à 3 pouces, et au delà de laquelle, sans augmenter de diamètre, elle est carrée pour recevoir une autre manivelle.

« La portion recourbée, longue d'environ un pouce, est formée par deux lames adhérentes aux branches. Quand l'instrument est fermé, chaque lame se trouve en contact parfait avec l'autre, de manière à ne pas blesser l'urèthre : la lame de la branche mâle se trouve derrière l'autre. En outre, chacune a un tranchant légèrement mousse et un peu concave. Leur extrémité boutonnée est taillée de manière à former ensemble une olive.

Si maintenant nous comparons tout cet historique avec celui que M. Leroy nous a donné en 1849, dans une brochure intitulée *Thérapeutique des rétréc. de l'urèthre, des engorgements de la prostate*, etc., p. 62 et suiv., nous n'y trouverons qu'un tissu de contradictions.

D'abord, ce n'est plus en 1834, mais en 1832 qu'il a fait faire un scarificateur par Greiling; mais passons : en comparaison de ce qui suit, deux années de plus ou de moins ne sont pas une affaire.

« Plusieurs journaux, dit-il, de 1834-1835, et mon *Traité de lithotritie*, publié en 1836, p. 97, établissent péremptoirement que je pratiquais des incisions sur le col de la vessie (1). Le scarificateur dont je me suis *d'abord* servi est figuré dans le 7e volume de

---

C'est par l'extrémité vésicale du cylindre creux qu'on introduit la branche mâle dans son intérieur.

« On conçoit qu'en faisant tourner le cylindre mâle dans l'autre, la lame du premier abandonne celle du second, puis, qu'en continuant la rotation dans le même sens, elle la rejoigne par le côté opposé pour reprendre les rapports qu'elles avaient avant la rotation. C'est dans l'angle que ces lames peuvent former qu'on saisit la tumeur, et cet angle peut être déterminé, ou bien par un simple écartement des lames, *à la manière des ciseaux ordinaires*, ou bien elles se croisent, le tranchant marchant en avant, et, dans ce dernier cas, ce n'est qu'après avoir décrit une circonférence presque complète que les tranchants se trouvent opposés l'un à l'autre... (Suit la manière d'agir.)

« Quand le fongus se trouve compris entre les deux tranchants, il ne s'agit plus que d'adapter les manivelles extérieurement, et de les rapprocher, pour en opérer la section.

« Pour copie conforme :
« Le secrétaire perpétuel de l'Académie
pour les sciences naturelles,

« Signé FLOURENS. »

(1) Il n'y est question que du traitement des *fongus* et des *tumeurs prostatiques* par la *scarification!* Ce qui n'a pas empêché M. Leroy de soutenir plus tard qu'il a avancé le contraire : « Bien loin, dit-il, de borner les scarifications au dégorgement des tumeurs, je plaçais celles-ci d'une manière, en apparence trop absolue, en dehors de leur sphère d'action » (*Thérap.*, etc., p. 69). Qu'il est difficile de ne pas se tromper quand on ne dit pas la vérité! (*Voy.* la page 44.)

l'*Anatomie* de Bourgery et Jacob, publié en 1840, pl. 54, fig. 48...
J'ai *simplifié*, en 1836, ce scarificateur prostatique. *J'ai supprimé*
l'une des lames... Ce scarificateur prostatique *simplifié* fut placé sous
les yeux de l'Académie des sciences, le 10 avril 1837, ainsi qu'un
perfectionnement de mes ciseaux prostatiques pour exciser les ma-
melons et tumeurs développés au pourtour du col de la vessie. »

Ainsi, qu'en dites-vous, Monsieur Leroy ? Dans l'un de vos his-
toriques, le scarificateur à deux lames fut imaginé en 1832 ou 34,
et les instruments à une lame n'en ont été qu'une *simplification*.
Dans l'autre, au contraire, l'instrument à deux lames a été imaginé
en 1837, et n'a été qu'une combinaison, qu'une *réunion* des instruments simples. Dans l'un, ce sont les instruments simples qui
furent un perfectionnement; dans l'autre, ce fut l'instrument double. Dans l'un, ce fut l'instrument double qui fut présenté le 10 avril
1837 à l'Académie des sciences ; dans l'autre, ce fut un instrument
simple.

Lequel, je vous prie, dois-je croire, de M. Leroy de 1849 ou de
celui de 1853 ? Je vous avoue franchement qu'après un pareil gali-
matias, je ne puis croire ni l'un ni l'autre; la vérité ne patauge pas
ainsi. Vous voyez combien j'ai raison d'exiger, comme titres authen-
tiques, des descriptions claires et *inaltérables*, et non pas des mots
vagues (tels que *scarificateur* et *scarification*), qui peuvent se prêter
à tout ce qu'on veut, et dire tantôt blanc, tantôt noir, comme vous
le faites, selon les besoins du moment. J'ai proposé l'excision des
valvules du col de la vessie en 1839, leur incision en 1841, et j'ai
en même temps décrit, pour les faire, des instruments dont celui de
1847 n'est qu'une modification. Je vous porte le défi le plus absolu
de fournir une seule preuve authentique et *inaltérable* que vous ayez
imaginé et fait ces opérations avant moi; mais, de grâce, ne me par-
lez plus de certificats d'ouvriers, de fabricants, et voire même de
membres de l'Institut : tous ces certificats, je les récuse, ne scrait-ce
que parce que la mémoire de leurs auteurs a pu se trouver en défaut,
sinon sur la forme, du moins sur le mécanisme, qui fait le caractère
essentiel d'un instrument. Connaissaient-ils d'ailleurs, je dirai plus,
connaissent-ils suffisamment le sujet pour en juger sainement ?
Ainsi M. Magendie certifie que vous avez fait « des scarifications *pro-*
fondes, *peut-être trop profondes*, à en juger par les abondantes hémorrhagies qu'elles ont déterminées » (*Thérap.*, etc., p. 68). Mais

M. Magendie ne sait pas, et vous-même qui citez ses paroles avec tant de complaisance, vous ne savez pas davantage, votre page 76 le prouve, qu'il n'y a aucun rapport entre l'hémorrhagie et la profondeur des incisions. Ces hémorrhagies reconnaissent diverses causes ; mais la principale, ce sont les efforts, souvent irrésistibles, que les malades font pour uriner, efforts qui compriment les plexus du bassin, et expriment le sang de ses vaisseaux ; de sorte que, suivant moi, un des moyens les plus efficaces de prévenir ces hémorrhagies, c'est de diviser l'obstacle assez complétement pour que l'urine puisse sortir avec facilité et *sans efforts*.

Au moment où je mets sous presse, M. Leroy me fait un nouvel emprunt. J'attendrais à demain, que j'en aurais sans doute encore d'autres à signaler.

Il vient d'adresser à l'Académie de médecine, le 18 octobre 1853, une *Note sur le traitement de la névralgie du col de la vessie par l'incision de cet orifice*, note dans laquelle il dit que la première pensée de ce moyen de guérison lui a été suggérée par des opérations de taille pratiquées par divers chirurgiens sur des malades qui n'avaient pas de pierres, mais qui étaient affectés d'une névralgie du col de la vessie dont ils ont été guéris.

Immédiatement j'adressai la réclamation qu'on va lire.

« Dès 1841, j'ai écrit que les valvules vésico-uréthrales rendent compte de la plupart des affections connues sous le nom de *névralgies du col de la vessie* (*Examinateur méd.*, t. I, p. 147).

« En 1844, dans mes *Recherches sur les valvules* (p. 36 à 44), j'ai cherché à démontrer que ces névralgies sont des valvules commençantes, avec grande irritabilité de l'urèthre, et j'ai rapporté tout au long les mêmes faits que M. Leroy a cités.

« De ces idées et de ces faits découlait évidemment l'indication de diviser le col de la vessie dans ces sortes de cas ; aussi ajoutais-je, après avoir rappelé que si la taille avait eu de bons effets, elle peut en avoir aussi de bien funestes : « Trois opérations de taille et une mort pour une affection *que nous verrons si facile à guérir !* »

« D'ailleurs, je n'en suis pas resté là, et je rapporte (*ibid.*, p. 239) l'observation d'un malade affecté de douleurs variables, tantôt très-vives, tantôt légères, au col de la vessie, avec un peu de gêne de la miction, qui néanmoins se faisait *à peu près complétement*. Je divisai alors le col de la vessie, « pensant, ce sont mes expressions, que

peut-être, en donnant plus de liberté aux urines, la *douleur* éprou-
verait une modification salutaire. » Le succès ne répondit pas, sous
ce rapport, tout à fait à mon attente ; mais l'indication est là bien
clairement établie (1).

« Maintenant que j'ai donné à ma réclamation une base incontestable, qu'il me soit permis de dire que j'ai opéré avec succès, dans
ces dernières années, plusieurs malades qui se trouvaient dans des
conditions analogues, que j'ai plusieurs fois entretenu de mes idées à
cet égard M. le rapporteur de la commission d'Argenteuil, qui m'a dit
les avoir mises une fois à exécution au grand avantage du malade ;
qu'il me soit encore permis d'invoquer le témoignage de mes confrères Debout et Livois, qui m'avaient, il n'y a pas plus d'un mois,
adressé un médecin anglais traité en vain depuis longtemps pour une
névralgie du col de la vessie. Ils savent que, quoiqu'il évacuât complétement son urine, je lui déclarai positivement qu'il était impossible de le guérir sans l'opération en question, et que, n'ayant pas
pu s'y résoudre, il s'adressa à d'autres.

« Ce qu'il y a de remarquable, c'est que M. Leroy, qui parle
aujourd'hui d'une manière si large de ces névralgies, sans doute pour
donner au moyen curatif qu'il propose un certain air de nouveauté,
les niait, il y a quelques années, d'une manière plus absolue que moi
(*Journ. des conn. méd.*, avril et mai 1842 ; — *Lettres et Mém.*,
p. 104 ; 1844), parce que l'un de ses adversaires les admettait avec
trop de complaisance. »

M. Leroy, avec les ressources que nous lui connaissons, ne devait
pas rester sans réponse. Il a donc répondu, comme toujours, en
éludant la difficulté :

« Je coupais en 1835, dit-il, sous le nom de bourrelet transversal
de la prostate, ce que M. Mercier coupait en 1840 sous la dénomination de valvule du col de la vessie » (*Gaz. méd.*, 1853, p. 720),

L'ouvrage de Bourgery nous a appris ce que M. Leroy coupait encore en 1840 (voy. p. 44).

---

(1) En 1846, p. 10 du *Résumé analytique* déjà cité, je parlais de ce malade, et j'ajoutais : « Un autre a été opéré pour des pertes seminales rebelles,
avec *sensibilité* au col de la vessie, et légère difficulté pour uriner. Cette dernière a disparu ; *la seconde a été modifiée et amoindrie*, et les pertes seminales ont diminué. »

Quant aux névralgies du col de la vessie, il dit qu'il les guérissait en 1838 par la scarification. Il les avait toutes guéries sans doute, et c'est pour cela qu'il n'en retrouvait plus en 1842 et 1844.

Du reste, pas l'ombre de preuve : mais il affirme; peut-on douter? ne savons-nous pas ce que valent ses affirmations?

La commission d'Argenteuil n'avait certes pas à faire valoir mes travaux outre mesure, puisqu'elle les laissait sans récompense. Néanmoins, on a vu que la part qu'elle m'a faite dans l'historique des valvules du col de la vessie est déjà passablement grande. L'Académie des sciences a été plus explicite encore (1). Eh bien! que penser après cela du courage (je me sers d'un terme honnête) qu'il a fallu à M. Leroy pour écrire le passage suivant dans la brochure qu'il a publiée à propos de son procès avec M. Charrière, qu'il accusait de m'avoir communiqué l'idée de son instrument :

« Ce n'est pas seulement la valeur pécuniaire des récompenses aca-
« démiques qui peut servir à évaluer le tort à moi causé par M. Char-
« rière, bien que cette valeur ne soit pas à dédaigner, puisqu'il s'a-
« git ici d'un prix de 12,000 fr.; elle est cependant peu de chose en
« comparaison des avantages matériels que l'inventeur d'une mé-
« thode efficace de traitement d'une maladie aussi fréquente est en
« droit d'attendre de son application. Je ne traduirai pas cette rému-
« nération annuelle par un chiffre fixe; toutefois je crois pouvoir
« dire que, pour le traitement de cette seule maladie, elle peut mon-
« ter, pour un seul chirurgien, à 15 ou 20,000 fr. » (*Mém. à con-
« sulter*, etc., broch. in-4° de 27 pages; 1853, p. 26).

Ainsi, au dire de l'Académie des sciences et de trois commissions de l'Académie de médecine (2), j'ai fait faire de grands progrès au

---

(1) Il est vrai que M. Leroy récusa ce jugement, parce que, dit-il, n'ayant pas lui-même concouru, il fut porté sans contradiction (*Mém. à consulter*, p. 26; 1853); mais M. Magendie, qui lui avait auparavant donné ce certificat dont je viens de parler, et M. Rayer, auquel ce certificat était adressé sous forme de lettre, faisaient partie de la commission. Est-ce qu'ils n'étaient pas là pour l'éclairer et pour me faire évincer, si mes titres eussent paru de si mauvais aloi?

(2) Nous avons vu, page 2, que la première commission d'Argenteuil m'avait accordé un prix de 3,000 fr., et nous verrons plus loin le rapport de la troisième. M. Leroy prétend qu'il a posé cette question à la deuxième,

traitement d'une maladie à peine connue avant moi, et le plus vif déplaisir de M. Leroy, c'est de ne pas empocher les bien légitimes honoraires que ce traitement peut me rapporter ! Il y a quelque temps, il m'était échappé de dire que je ne serais pour lui qu'un thérapeutiste, si l'anatomie seule s'escomptait en écus et en billets de banque (1), et là-dessus grands éclats de voix, cris déchirants d'une conscience pure, odieusement outragée (*Thérap.*, etc., p. 52. — 13e *et dernier chapitre du traité de lith.*, p. 17 ; 1852) ; si bien que la mienne déjà commençait à n'être plus tranquille ; mais, à la lecture de ce passage, je me suis rassuré. Merci, monsieur Leroy, merci ; vous m'avez soulagé d'un grand poids : actuellement, je vais dormir en paix.

Un de mes premiers travaux (1836) fut mon *Mémoire sur la prostate des vieillards*, où j'insistais sur les valvules du col de la vessie. M. Leroy avait prononcé par hasard le simple mot de *bourrelet*, mot tout aussi clair dans son ouvrage que dans celui de Saviard, aussi clair que les *brides* de Deschamps (*voy.* p. 16 et 18). J'eus beau lui objecter que, dans tous ses travaux ultérieurs, il n'avait parlé que de *tumeurs*, de *fongus* du col de la vessie : n'importe ; il persista

---

et qu'elle ne s'est pas prononcée (13e *et dern. chap. du Traité de lith.*, p. 26). C'est une erreur : au contraire, cette commission n'a parlé que de cela à mon sujet ; elle m'a mis au nombre de ceux qui ont été mentionnés honorablement *pour la précision avec laquelle je divise les valvules du col de la vessie*, et pas un mot des réclamations de M. Leroy.

Dans le même passage, M. Leroy dit qu'il a soumis l'objet de nos discussions à la Société de médecine (du 10e arrond.), et que celle-ci s'est déclarée incompétente. Certes, je ne ferai pas dire à cette Société ce qu'elle n'a pas jugé à propos de dire ; mais voici ce qui s'est passé. Après la lecture de la proposition de M. Leroy, la Société se déclara incompétente, al léguant que, n'en faisant pas partie, je n'étais pas sous sa juridiction. Ce qu'ayant appris par une lettre de M. Leroy, je m'empressai d'écrire à cette Société que je me soumettrais bien volontiers à son jugement, et que, pour lever toute difficulté, je lui demandais instamment l'honneur d'être compté au nombre de ses membres. Elle m'accepta séance tenante ; mais elle n'en passa pas moins à l'ordre du jour sur la proposition de M. Leroy. Que pouvais-je faire de plus ?

(1) Il affectait de répéter que mes travaux étaient purement anatomiques.

toujours, et il persiste encore aujourd'hui à se dire l'inventeur des *valvules*.

Encore un mot à ce sujet : on a vu précédemment comment je viens d'être conduit à consulter le t. VII de l'*Anatomie* de Bourgery ; voici ce que j'y ai remarqué. C'est M. Leroy qui a fourni tous les éléments de la 53e planche où se trouvent représentées les diverses maladies de la prostate, tumeurs du lobe moyen, tumeurs des lobes latéraux, abcès, calculs, etc. Comment se fait-il que lui qui parle si souvent aujourd'hui de barrières ou de valvules de la prostate et si rarement de ses tumeurs, n'ait alors parlé que de celles-ci et ait gardé un si scrupuleux silence au sujet des premières ? L'index est à côté des figures, et tout date de 1840.

Ce qui jusqu'à présent a fait la force de M. Leroy, c'est précisément ce qui aurait fait la faiblesse de tout homme ayant quelque peu de conscience et de bonne foi, à savoir l'absence de documents précis qu'on puisse lui opposer.

Mais aujourd'hui qu'il vient d'invoquer l'ouvrage de Bourgery, il m'a mis, bien involontairement sans doute, sur la trace de documents irréfutables.

Ainsi il prétend avoir fixé son attention d'une manière toute particulière sur les barrières ou valvules du col de la vessie dès 1825, et, en 1840, il figure toutes les maladies du col de la vessie, sauf celle-ci précisément.

Il prétend que dès 1832 ou 34, il se servait d'un scarificateur agissant à la manière d'un brise-pierre ; or en 1840 il nous donne cinq figures différentes de son scarificateur, et, dans aucune, les lames n'agissent ou même ne peuvent agir comme un brise-pierre.

Il prétend que cet instrument avait été imaginé presque exclusivement pour *diviser* les *barrières* ou *valvules*, et en 1840 il ne nous le représente que *scarifiant* la face antérieure d'une *tumeur pédiculée*.

Ainsi il ne disait mot en 1840 de ce dont il fait tant de bruit aujourd'hui, et il ne parle plus aujourd'hui de ce qu'il faisait uniquement figurer en 1840. Comment caractériser une pareille conduite ?

Ce n'est pas seulement dans le champ des valvules du col de la vessie que M. Leroy m'a toujours suivi à la piste. Il n'y a pour ainsi dire pas de recoin de la science où j'aie pu m'aventurer sans le sentir sur mes traces, s'efforçant de me débusquer.

Je publiai, également en 1836, dans la *Gazette médicale*, un long *Mémoire sur certaines perforations spontanées non décrites de la vessie*. M. Leroy publia, sur le même sujet, dans la *Gazette des hôpitaux* du 23 mai 1843, un Mémoire qu'il commençait par ces mots : *Je vais* SIGNALER... et il ne me nommait ni moi ni d'autres. Réclamation de ma part. Il répondit alors que, s'il eût traité cette question *in extenso*, il n'aurait pas manqué de citer mon travail, *le plus complet sur la matière*; mais que, pour être juste, il aurait dû remonter jusqu'à Bonet (*Exam. méd.*, 15 juill. 1843). C'est en vain que je lui fis remarquer que, dans l'observation du *sepulchretum* qu'il citait, celle de Casaubon, il n'était nullement question de perforation de la vessie, mais d'une ouverture conduisant dans une vaste poche ayant *trois tuniques* continues avec celles du réservoir urinaire, et dont l'interne seulement offrait quelques érosions (*interna membrana erosa variis in locis*). Dans son *Traité des angusties*, pages 279 et 437, M. Leroy, sans rien changer à ce qu'il avait dit de Bonet, m'opposa en outre Morgagni. Malheureusement pour lui, sa dernière citation était encore moins exacte que la première ; car Morgagni dit précisément le contraire, et, en parlant des cellules où j'ai rencontré ces perforations, il ajoute : « Ex iis in quibus hos sacculos deprehendi, « nemo fuit in quo ea tunica (interior) esset disrupta » (*Epist.* XLII, art. 30). M. Leroy n'a-t-il pas lu ou pas compris ?

En 1837 et 38, j'ai publié, dans la *Gazette médicale*, des travaux *sur l'introduction de l'air dans les veines*, dans lesquels, après avoir combattu l'opinion de Bichat, qui attribue la mort, dans ces cas, à l'action irritante de l'air sur le cerveau, celle de M. Piédagnel qui la rapporte à un emphysème du poumon, et celle de Nysten qui l'explique par une paralysie du cœur, je cherchais à démontrer que cette mort provient de ce que l'air, mêlé au sang, l'empêche, en vertu d'une loi de physique, de passer dans les capillaires de l'artère pulmonaire, et, partant, d'être poussé dans le système artériel et vers le cerveau. M. Leroy, qui avait cru avoir une idée à lui, parce qu'il avait tout simplement amalgamé celles de Bichat, Piédagnel et Nysten, prétendit que mon travail n'était que l'analyse et le développement d'une des parties de sa théorie (*Note sur l'introduction de l'air*, etc., p. 7 et 9; 1837). Suivant lui, le cerveau est irrité ; selon moi, il manque de stimulus ; il voulait qu'il y eût emphysème pulmonaire ; moi je soutenais qu'il n'y en avait pas dans les expériences bien faites; il prétendait que la mort est le résultat d'une asphyxie, moi qu'elle a lieu par une espèce de syncope trop longtemps prolongée. N'importe : ma théorie se trouve comprise dans la sienne.

En 1839, j'ai imaginé une *sonde à double courant*, pour évacuer le détritus et les fragments après la lithotritie, dans les cas compliqués de rétention d'urine. Cette sonde, dont je donnerai la figure dans mon Mémoire sur la lithotritie, se compose de deux pièces qui, par leur assemblage, forment deux canaux, l'un très-large pour le passage des débris de pierre, et l'autre creusé pour ainsi dire dans les parois du premier, pour pousser des injections. Celles-ci pénétrant dans la vessie avec une certaine force, délaient ces débris et les entraînent par le large canal. J'ai, pour quelques cas particuliers, simplifié plus tard cet instrument, et je l'ai réduit à une seule pièce semblable à ma sonde coudée : le large canal s'ouvre directement sur son talon, et celui à injections s'ouvre à l'extrémité du bec. J'en ai présenté un modèle à l'Académie de médecine le 15 avril 1851, séance à laquelle M. Leroy faisait lui-même une présentation d'instruments.

Voici maintenant ce qui est arrivé :

J'avais soumis mon premier modèle aux diverses commissions d'Argenteuil, et, un samedi du mois de mai 1852, je l'expérimentais sur un cadavre, à Beaujon, devant M. Robert, rapporteur de la dernière, lorsque survint M. Leroy. Il dit alors qu'il en ferait autant avec sa sonde évacuatoire, et comme je ne connaissais de lui que celle à conduit unique, la seule qu'il ait décrite dans toutes ses publications sur la lithotritie, même les plus récentes, je lui répondis hardiment que cela ne pouvait être. De là un défi qui fut accepté pour le lundi suivant.

Ce jour arrivé, M. Leroy ne vint pas, mais il envoya son fils armé de trois ou quatre sondes différentes. Les épreuves se firent aussitôt sur le cadavre devant M. Robert; mais à peine étaient-elles commencées, que M. Leroy fils convint qu'il n'y avait pas de comparaison possible, et qu'il était inutile de continuer.

Je croyais la question résolue, mais j'avais compté sans mon adversaire. Le lendemain, M. Leroy père revint, disant que son fils s'était trompé d'instruments, qu'il n'avait pas pris précisément celui qu'il devait prendre, et qu'il demandait à recommencer l'expérience. J'acceptai de nouveau avec empressement, et pour le len-

demain même ; mais M. Leroy prétexta des occupations, et demanda
que cette nouvelle épreuve fût remise au lundi, c'est à-dire cinq
jours après. Je consentis, avec une certaine répugnance pourtant,
quoique je fusse loin de m'attendre à ce qui allait se passer.

Le lundi arrive ; on introduit une pierre broyée dans la vessie
d'un cadavre ; M. Robert dit à M. Leroy de commencer, et celui-ci introduit son instrument. Mais quelle ne fut pas ma stupé-
faction, lorsque je vis qu'il s'agissait d'une sonde à double courant,
tout à fait semblable à ma sonde simplifiée, sauf qu'au lieu d'être
courbée brusquement comme la mienne, elle avait la courbure d'une
algalie ordinaire ! Son grand canal s'ouvrait dans là vessie par une
large ouverture pratiquée sur sa convexité. Toutefois, il faut dire
que si sa sonde n'était rien moins qu'originale, il y avait fait une
addition qui l'était un peu plus : il avait imaginé une espèce de
râteau qui, supporté par une tige métallique flexible, allait se loger
dans l'extrémité recourbée de la sonde, et pouvait être ensuite ramené en avant, de telle sorte que, si l'œil tombait sur un fragment,
ou si un fragment était amené à l'œil par le courant d'eau, le râteau
l'accrochait au passage, et le ramenait en avant ; ce mouvement de
va-et-vient se répétait à volonté.

Je protestai d'abord énergiquement ; mais, vu les quelques particularités que cet instrument présentait, M. Robert demanda que
l'épreuve continuât. Une première fois, cette épreuve fut à peu près
la même pour les deux instruments ; mais une seconde reprise se
termina pour M. Leroy de la manière la plus fâcheuse. Le râteau,
dans son mouvement de va-et-vient, s'infléchit sur la tige qui le sup-
porte (tige nécessairement flexible, puisqu'elle doit se prêter à la
courbure de la sonde), et, se présentant obliquement à l'œil au lieu
de se présenter en travers, il s'échappa par cet œil, et il fut impossible de l'y faire rentrer ; de sorte que ce ne fut qu'avec les plus
grands efforts, et en produisant des déchirures énormes, qu'on par-
vint à extraire l'instrument. Nous ouvrîmes alors la vessie, et nous
constatâmes que la membrane muqueuse de la paroi postérieure avait
été enlevée dans l'étendue d'un centimètre de large sur 6 centimètres de long. Quant au canal, il n'a pas été ouvert ; mais je m'as-
surai qu'une sonde qui y était très-serrée auparavant, y jouait comme
si elle eût été dans la vessie. On se figure d'ailleurs ce qu'a dû faire
l'extraction d'une sonde ayant 1 centimètre de diamètre, et présen-

sentant sur son dos un râteau de 8 millim. environ de diamètre sorti tout entier. Toutefois je crois que l'abrasion vésicale, qui s'étendait d'arrière en avant, ne provenait pas de ce que le râteau était sorti, mais de ce qu'il avait râclé la muqueuse à travers l'œil. Si cette supposition est fondée, ce serait presque inévitable.

Je n'avais pas apporté ma sonde simplifiée, parce que son invention était postérieure à la clôture du concours ; mais en sortant de l'hôpital, j'en portai immédiatement à M. Robert deux modèles de diamètres différents.

Étaient présents à l'épreuve et à l'accident qui la termina MM. Robert, Barth, Charrière, Boullay et Scée, internes, ainsi que beaucoup d'élèves de l'hôpital. Je défie M. Leroy de prouver que ma narration n'est pas exacte.

M. Robert, à la page 45 de son rapport, dit que ma sonde, « destinée à évacuer les fragments de calculs, paraît appelée à rendre des services réels à la lithotritie, » et le silence absolu qu'il garde au sujet des réclamations de M. Leroy fait aisément comprendre ce qu'il en pense.

Mais celui-ci ne lâcha pas prise pour si peu. Le 19 avril 1833, il présenta sa sonde à l'Académie de médecine, en disant qu'elle diffère de celle de Hales par la grande disproportion des canaux. Mais cette disproportion, qui est essentielle, qui l'a imaginée ? n'est-ce pas moi ? Est-elle indiquée dans son *Exposé des procédés pour guérir la pierre*, sur lequel il fonde ses prétentions ? Il n'y est question que de la sonde de Hales pure et simple (voir sa pl. II, fig. 7, où cette sonde est représentée avec deux courbures en S très-prononcées, deux canaux d'égal diamètre, et les deux ouvertures sur la concavité du bec). Il la conseille, il est vrai, pour atténuer les fragments *par dissolution*, et déterminer leur issue, et encore c'est à MM. J. Cloquet, Magendie et Amussat qu'il en rapportait alors l'idée et l'exécution (p. 94 et 96). Pourquoi ne les cite-t-il plus aujourd'hui ? Pourquoi, si cette idée était si heureuse, n'en a-t-il parlé dans aucun des travaux qu'il a publiés depuis ? Si la sonde que M. Leroy préconise actuellement comme sienne ne diffère pas de celle dont il est question dans son ouvrage de 1825, il n'a aucun titre à son invention : si la différence des diamètres en fait un instrument nouveau, c'est à moi qu'elle appartient.

J'adressai donc à l'Académie une réclamation dans laquelle je faisais voir que la nouvelle sonde de M. Leroy était, à quelque différence de courbure près, la même que la sonde *simplifiée* que j'avais présentée en 1851. Que fit alors M. Leroy ? Ce qu'il fait chaque fois qu'il s'est enferré dans une mauvaise cause ; il eut l'air de ne pas me comprendre, de croire que je ne réclamais que pour ma sonde de 1839, et il dit que la sienne était moins volumineuse, plus simple « et pourtant aussi efficace, ainsi que l'ont démontré les expériences comparatives faites à l'hôpital Beaujon. » On voit qu'il garde le plus scrupuleux silence au sujet de l'épouvantable accident qui a mis fin à son expérience.

En 1840, j'ai publié un long chapitre sur l'utilité des sondes à courbure courte et brusque pour le simple cathétérisme évacuatoire dans les hypertrophies de la prostate et autres déformations du col de la vessie (*Rech. sur les mal. des org. urin. des hommes âgés*, ch. vi) ; en 1844, je démontrai qu'elles ne sont pas moins utiles dans les déviations spasmodiques de l'urèthre (*Rech. sur les valv.*, etc. — *Rech. sur les rétr.*, etc.). M. Leroy, qui s'était constamment élevé contre ces sondes, qui avait cherché à démontrer que leur introduction est difficile et même impossible (*Des angusties*, p. 289. — *Gaz. méd.* ; 1845, p. 553. — *Thérap.*, p. 53), a eu subitement l'idée d'en faire de tout à fait semblables en gomme élastique, et, dès lors, cette forme, qui, à son dire, était détestable, est devenue merveilleuse. Il est bien entendu qu'il ne parle plus de moi (*Gaz. méd.* ; 1845, p. 232).

Cette sonde est devenue pour M. Leroy une occasion de diriger contre moi les accusations les plus injurieuses. Comme il répétait constamment qu'elle ne pouvait être introduite, je lui rappelai un malade chez lequel il n'avait pu passer ses sondes, tandis que moi j'avais introduit la mienne avec la plus grande facilité. A défaut de bonnes raisons, il m'a répondu que « c'est un roman fort peu historique, arrangé pour le besoin de ma cause » (*Thérap.*, p. 59). Je me défendis alors par la publication d'une lettre du gendre du malade, tout à fait catégorique à cet égard (*Rech. sur les valv.*, 3e série d'observ., p. 414).

Cela n'empêcha pas M. Leroy de s'attribuer l'idée de ces sondes devant l'Académie, et voici dans quelles circonstances. Un chirurgien spécialiste venait d'être nommé officier de la Légion-d'Honneur : il n'en fallait pas tant pour empêcher M. Leroy de dormir.

Aussitôt donc il écrit à l'Académie de médecine (séance du 30 septembre 1851. — *Gaz. méd.*, p. 634) pour réclamer la bougie tortillée, la bougie coudée et la bougie à boule que ce spécialiste avait eu le tort de s'approprier. Dans la séance suivante, je rappelai à M. Leroy, mais en termes purement scientifiques, que les bougies à boule appartiennent à Ch. Bell, qui les a décrites en 1809, et que les bougies coudées m'appartiennent; mais que, pour ce qui est des bougies tortillées, personne ne les lui conteste. Voici le texte même de la réponse de M. Leroy : « Pour mettre l'Académie à même de juger du degré de *loyauté* qui a dicté la lettre de M. Mercier, il suffira de placer sur le bureau mon *Traité des rétrécissements*, publié en 1845, et deux Notices publiées en 1847 et 1849. Toutes deux commencent par cette phrase : « Bougies exploratrices à boule et au « moyen desquelles on peut connaître le nombre et la longueur des « rétrécissements : elles sont un perfectionnement des bougies mé-« talliques de Ch. Bell... » Il a donc *déloyalement* porté contre moi une accusation qu'il savait *fausse* (1). » Puis, en ce qui concerne la sonde coudée, M. Leroy dit que, pour le mettre en contradiction apparente, je rapporte sciemment à la sonde coudée flexible ce qu'il a dit de la sonde métallique coudée. Quant à la bougie tortillée, il en appelle à l'expérience. Enfin : « J'ai lieu de m'étonner, ajoute-t-il en terminant, de la *violence* avec laquelle ne cesse de m'attaquer M. Mercier, lui qui ne doit qu'à ma seule modération de n'avoir pas été poursuivi pour calomnie et diffamation. La prescription le met aujourd'hui à l'abri d'une poursuite judiciaire; mais je le

---

(1) Pour prouver que ce n'est pas la seule fois que M. Leroy a tenté de s'approprier ces inventions qui ne lui appartiennent pas, il me suffira de mettre sous les yeux un passage relatif aux mêmes circonstances, qu'il a consigné en 1851 dans une brochure publiée à milliers d'exemplaires : « Les seules choses nouvelles qu'il y ait dans cette méthode (celle du spécialiste en question) sont la bougie tortillée, la bougie coudée flexible et la bougie exploratrice à boule en gomme, qui, *toutes trois, m'appartiennent*. (Où donc est Ch. Bell?) J'aurais continué à dédaigner, comme je l'ai fait jusqu'à ce jour, cette tentative de plagiat, si un récent décret présidentiel n'eût donné de l'importance à ce médecin, en le créant... *officier de la Légion-d'Honneur!* Sous quel prétexte? Je ne saurais le dire, ni lui non plus » (*Extr. d'un mém.*, etc., p. 2).

cite devant le tribunal de l'opinion » *Gaz. méd.*; 1851, p. 664 .

Je répondis à mon tour, le 21 octobre, par la note que voici :

« La dernière lettre de M. Leroy, malgré la violence de son style, n'en contient pas moins les aveux suivants :

« 1° Il n'est pas l'inventeur des bougies à boule. Qu'importe que, dans des ouvrages qui ne sont lus que par peu de personnes, et cela d'ailleurs postérieurement aux observations que je lui en ai faites dans mon *Traité des rétrécissements*, il ait reconnu la priorité de Ch. Bell; il n'en est pas moins vrai qu'il a réclamé cette invention comme sa propriété dans une lettre à l'Académie, dont tout médecin lit les comptes-rendus.

« 2° Il a détracté pendant longtemps mes sondes coudées avant de faire volte-face. Il est vrai que, s'il veut se les approprier aujourd'hui, c'est parce qu'il a poussé l'imaginative jusqu'à en faire de tout à fait semblables en gomme élastique. Mais moi, j'avais dit, dès 1840, et j'ai répété depuis, qu'avec une sonde élastique et un fil métallique, comme celui qui sert à désobstruer les algalies, on peut faire une sonde coudée *flexible*.

« Quant à ses sondes tortillées, il n'en donne plus aujourd'hui la théorie qu'on lit à la page 238 de son *Traité des angusties*; il se contente d'en appeler à l'expérience : c'est ce qu'on a toujours fait, même pour les plus mauvais procédés. Mais je persiste à soutenir que, si elles ont eu quelques succès, elles ne les doivent qu'au hasard, et qu'il est facile de les remplacer par des procédés beaucoup plus simples et surtout plus rationnels.

« Enfin, M. Leroy parle de procès, de modération... Je me rappelle en effet qu'il m'envoya un ami commun pour me proposer le choix entre un procès en police correctionnelle et une autre alternative qu'il affectionne particulièrement quand on ne la lui offre pas. Je ne pense pas que ce soit la réponse que j'ai faite qui m'ait mérité la faveur de son indulgence. »

Ici je dois faire une remarque. La *Gazette médicale*, dont M. Leroy est *actionnaire*, avait imprimé tout au long sa précédente lettre, tandis qu'elle ne dit pas un mot de ma réponse. Je me plaignis au rédacteur en chef, qui me fit droit immédiatement, en faisant suivre ma lettre de la note suivante : « NOTE DE LA RÉDACTION. — Nous supprimons de la lettre de M. Mercier une phrase en réponse aux menaces de procès contenues dans la lettre de M. Leroy. *Ces menaces ont été glissées, à l'insu de la rédaction, dans le compte-rendu du journal, qui ne les aurait pas accueillies.* » Reste maintenant à savoir qui a glissé ces menaces ; c'est sans doute aussi la même main qui a supprimé ma réponse.

Aujourd'hui M. Leroy affirme qu'il ne m'a pas offert d'autre alternative que le procès : « La mission de l'ami commun, dit-il, était toute de conciliation ; je ne l'avais pas chargé de vous faire une provocation de ma part, en cas de refus. *S'il vous a dit qu'elle lui paraissait devoir en être la conséquence, il vous a exprimé ses propres impressions...* » (13e *et dern. chap. sur la lith.*, p. 16).

Je suis fâché que M. Leroy se soit si mal entendu avec M. Dechambre, l'ami en question ; mais moi qui connais celui-ci, depuis mon enfance, comme homme de grande intelligence, je suis obligé de croire ce qu'il m'a dit, tant qu'il n'aura pas signé une rétractation.

Au reste, je crois savoir que M. Leroy a entre les mains une seconde lettre de lui tout à fait explicite à cet égard : pourquoi ne l'a-t-il pas publiée en même temps qu'il a publié la première ?

S'il m'est permis de lui donner un conseil, qu'il cesse à l'avenir de parler de *prescription* ; car son silence avant et le bruit qu'il fait depuis pourraient faire croire qu'il en est plus heureux que moi.

Je lui ferai enfin remarquer qu'il est assez singulier qu'il m'accuse aujourd'hui « d'avoir donné de la publicité à nos dissensions secrètes » (*ibid.*). En vérité, il a la mémoire bien courte : a-t-il donc oublié déjà sa lettre à l'Académie, à laquelle je ne faisais querépondre ?

Je reprends le cours de ma revue.

Le 17 mars 1846, je présentai à l'Académie de médecine un brise-pierre à mors plats et largement fenêtré à son talon. Cet instrument présente, à mon avis, des avantages qu'on trouvera exposés dans mon Mémoire sur la lithotritie. M. Leroy, qui se trouvait présent à la séance, réclama immédiatement, et alla jusqu'à prétendre que le modèle que j'avais entre les mains avait été fabriqué pour lui. Je fus d'abord abasourdi par tant d'audace. Heureusement qu'au moins trois semaines auparavant j'avais présenté le même instrument à la Société anatomique. Voici ce qu'on lit dans le *Bulletin* de cette société pour le mois de *février*, page 43 : « M. Mercier montre un nouveau percuteur qui offre la réunion du percuteur à cuillère et du percuteur fenêtré... Ce percuteur est fenêtré au niveau de la courbure, où il est très-épais d'avant en arrière, tandis que, près de leur extrémité, chacune des branches est aplatie d'avant en arrière, pour représenter le percuteur à cuillère, moins la concavité : sur cette surface plane font saillie des pointes destinées à retenir le calcul ou ses fragments. » La commission d'Argenteuil, devant laquelle notre débat à ce sujet fut porté, a dit, en parlant de ce brise-pierre et de ma sonde à double courant : « Ces deux instruments sont destinés à rendre des services réels à la lithotritie » (Rapp., p. 45). Pas un mot des prétentions de M. Leroy. Et cependant, si je n'avais pas pris la précaution, qu'il ignorait, de présenter mon instrument à la Société anatomique, n'aurait-il pas réussi à faire planer sur moi un soupçon des plus injurieux ? Qui aurait pu, en effet, lui supposer assez de hardiesse pour soutenir en pleine académie que mon instrument avait été fait pour lui, s'il n'en eût rien été?

On a vu que j'ai fait connaître en 1839 un procédé pour exciser les valvules du col de la vessie, et que je l'ai abandonné, en 1841, pour l'incision. Je ne tardai pas cependant à m'apercevoir que celle-ci était souvent insuffisante pour les valvules prostatiques. En 1850, une modification légère, mais très-importante, que j'ai faite à mon premier exciseur, rendit son action aussi sûre que celle de l'inciseur, et dès lors j'obtins de remarquables succès, que je n'aurais pas sans doute obtenus sans ce nouvel instrument. Ces succès ont fait la matière de deux Mémoires que j'ai publiés dans la *Gazette médicale*, le premier en 1850, et le second en 1851.

L'utilité de l'excision se trouvant ainsi démontrée, M. Leroy, qui jusqu'alors ne l'avait pas réclamée, et qui même se faisait une arme contre moi de ce qu'en 1839 c'était l'excision, et non pas l'incision, que j'avais proposée (1), M. Leroy, dis-je, a tout à coup changé d'idée, et il vient de se déclarer, devant l'Académie des sciences, le père de l'excision des valvules, en présentant un exciseur qu'il a déjà, dit-il, soumis à cette Société le 10 avril 1837 (Séance du 20 juin 1853.

---

(1) Il a été plus loin, il m'a accusé d'avoir *substitué* le mot *incision* au mot *excision* inscrit dans le procès-verbal de la Société anatomique (13e *et dern. chap. sur la lith.*, p. 21). Je le mets au défi de prouver que j'aie jamais commis cette substitution; j'ai toujours soutenu ce que j'ai dit précédemment; que mon inciseur n'était qu'une modification de mon exciseur.

Gaz. méd., p. 427). Cette date est, comme on voit, fort complaisante : c'est elle que M. Leroy avait déjà chargée et d'un exciseur des tumeurs de la prostate, décrit par moi en 1836, et de deux inciseurs des valvules, l'un simple et l'autre double; et la voilà qui va encore se trouver chargée d'un exciseur des valvules. Toutefois le compte-rendu me paraît un peu moins accommodant; car voici textuellement ce qu'on y trouve : « M. Leroy présente un scarificateur prostatique et des ciseaux destinés à reséquer par l'urèthre, sans incision, les tumeurs du col de la vessie » (*Compte-rendu de l'Académie des sciences*, t. IV, p. 551; année 1837). En tout, deux instruments, et non pas quatre : un scarificateur et un exciseur des tumeurs, et non pas un exciseur des valvules. Quel est celui qui se trouve en défaut, du compte-rendu ou de M. Leroy? Si c'est le compte-rendu, pourquoi M. Leroy a-t-il attendu plus de seize ans pour le rectifier, lorsque, pendant ce temps, il a invoqué je ne sais combien de fois son témoignage (1)?

M. Leroy se plaint amèrement, dans son dernier pamphlet (*13ᵉ et dernier chap. du traité de lith.*, p. 23), de ce que je l'ai accusé d'avoir « déplacé les questions, produit des assertions sans preuve, altéré des textes, nié des faits vrais, et d'en avoir supposé de faux. » Mais quand je n'en aurais pas fourni déjà des preuves nombreuses, notamment dans mes *Recherches sur les valvules* (3ᵉ *série d'obs.*, etc.), est-ce que le fait que je viens de citer, est-ce que ceux qui précèdent ne prouvent pas péremptoirement la justesse de ces accusations? Lui qui, dès 1842, m'a traité, dans une lettre à l'Académie des sciences, de *pirate* scientifique (2); qui, en 1849, m'avait accusé d'avoir *imaginé un roman fort peu historique, arrangé pour le besoin de ma*

---

(1) M. Reybard, lui aussi, vient d'inventer un exciseur presque en tout pareil à celui de M. Leroy (*Traité des rétréciss.*, pl. I, fig. 5); puis un troisième vient de leur contester cette invention à tous deux. Quand ces messieurs auront essayé leur instrument seulement sur le cadavre, je suis sûr qu'ils ne se contesteront plus rien. Mon exciseur de 1839 était bien plus puissant, et cependant j'avais fini par y renoncer. C'est qu'il y a loin de la théorie à la pratique.

(2) En 1847, M. Leroy m'envoya une première épreuve de sa brochure intitulée : *Plainte*, etc., avec invitation de lui adresser les observations

cause ; qui, dans une lettre adressée à l'Académie de médecine, m'accusait de *déloyauté*, bien qu'il fût forcé de convenir des erreurs que je redressais, et qui, dans quelques pages de sa dernière brochure (13⁰ *et dern. chap. sur la lith.*), a vomi à mon adresse les mots *fourberie* (p. 15), *lâcheté* (p. 15), *source impure* (p. 15), *mensonge* (p. 15 et 18), *calomnie* (p. 15 et 18), *perfidie* (p. 18), *impolitesse* et *grossièreté* (p. 18), *diffamation* (p. 18 et 23), que ne dirait-il pas s'il pouvait citer des dates et des textes aussi scrupuleusement que je le fais? Ce sont des injures qu'il m'adresse et jamais des raisons ; moi, je lui ai toujours répondu par des raisons ; mais malheureusement j'arrive à la démonstration de faits tels qu'ils prennent les apparences d'injures. Est-ce ma faute?

Ainsi, je l'ai accusé de captation pour avoir publié, plus d'un an avant la fin des épreuves du concours d'Argenteuil, que, si le prix lui était accordé, il en ferait don à l'Association de prévoyance des médecins de Paris. Peut-il le nier? Oui, il l'a nié : voici ses paroles : « Le secret du transport à la Caisse de prévoyance, *fidèlement gardé jusqu'à la décision de la première commission*, répond suffisamment à l'une des accusations de M. Mercier » (*Thérap. des rét.*, p. 85 et 86). Mais je lui ai répondu par des dates, je lui ai rappelé que le livre où il avait publié la délégation de ses chances avait paru en 1845, tandis que le rapport de *la première commission* n'avait été arrêté et soumis à l'Académie qu'en 1846. Il me réplique aujourd'hui qu'il faudrait qu'il eût été bien étourdi et bien maladroit pour dire qu'il n'avait pas encore soufflé le mot en 1846 d'un fait qu'il avait publié un an auparavant; que, si le rapport général n'était pas fait, du moins le rapport spécial sur ses travaux l'avait été, et dans un sens peu favorable. Ceci diffère un peu de ce que nous venons de lire; mais quelle conséquence en tirer? Est-ce à dire que si ce rapport spécial eût été fait dans un autre sens, et que M. Leroy eût senti les

---

que j'aurais à lui faire. Dans cette brochure, il me traitait de *chirurgicule* Le pauvre homme !

Je ne lui ai pas répondu, on le devine, comme je l'ai toujours fait depuis, pour des raisons que je lui ai dites publiquement. Néanmoins il paraît avoir compris qu'il allait prêter à rire, qu'il allait rappeler à la mémoire les accidents dont son nécrologue paraît si riche, les nombreux instruments qu'il a brisés dans la vessie, etc.; bref, il a retranché cette expression dans le tirage définitif.

chances tourner de son côté, il aurait tenu sa délégation secrète? Mais alors le beau mérite! Qui me prouvera qu'il n'a pas agi comme il l'a fait pour exercer une pression sur l'esprit de la commission lors de son vote définitif, ou du moins pour tenir l'Académie en suspens lorsqu'elle aurait à sanctionner ce vote? La preuve, en effet, que le jugement de la commission, et, à plus forte raison, de l'un de ses membres, ne devait pas être regardé comme définitif, c'est qu'il a été annulé, et qu'il a fallu tout recommencer. Donc la publicité donnée par M. Leroy à sa délégation pouvait encore exercer une influence; donc moi, son compétiteur, j'étais en droit de me plaindre. Et c'est pour cela qu'il me traite de *lâche calomniateur!*

S'il ne voulait pas exercer une pression, pourquoi n'avoir pas attendu? Est-ce qu'il n'aurait plus été temps de faire son cadeau lorsqu'il l'aurait eu entre les mains? Il se serait du moins épargné le ridicule de faire, ainsi que je le lui ai dit alors, don de la peau de l'ours avant de l'avoir mis par terre.

Un mot encore à propos d'une accusation à laquelle M. Leroy a donné tout le retentissement possible, et dont je n'aurais pas parlé si elle ne se fût adressée qu'à moi.

J'ai reproduit plus haut un certificat qui lui a été délivré par M. Charrière. Jusqu'en 1850, il se contentait de le montrer aux commissions d'Argenteuil, et d'en parler dans ses écrits; mais il se gardait soigneusement d'en publier le texte. Je le mis alors en demeure de le faire : « Serait-ce que ce certificat n'est pas clair? lui disais-je; ou, s'il est clair et précis, pourquoi en avez-vous demandé d'autres à M. Charrière? Votre lettre, je l'ai vue, de mes propres yeux vue » (3e *série d'obs.*, p. 448; mars 1850).

Pendant six mois, M. Leroy ne souffla mot; mais alors éclatant tout à coup dans divers journaux dont il est actionnaire, il s'écriait : « Cela signifie-t-il que M. Charrière m'ayant envoyé des relevés de ses livres relatifs à des instruments autres que ceux dont je voulais avoir la date et la désignation, je lui en témoignais mon mécontentement? Ou bien cela veut-il dire que, peu satisfait des indications portées sur les livres de M. Charrière, je lui ai demandé de les altérer? Cette dernière intention paraît dominante..... »

Comme je n'ai jamais eu d'intention cachée, je n'hésitai pas, et, sans *rechigner*, comme le dit M. Leroy, à lui donner l'explication qu'il me demandait. Je rechignai si peu, que le rédacteur en chef de l'un de ces journaux, refusant d'insérer ma réponse, je lui rappelai le droit que me donnait la loi sur la presse, et cela, en présence de M. Dechambre et de beaucoup d'autres. Quoi qu'il en soit, voici un extrait de ma lettre :

« Oui, quand j'ai dit que M. Leroy, non content du premier certificat, en avait demandé d'autres, il s'agissait d'une lettre dans laquelle il se plaignait de ce que le certificat que lui avait envoyé M. Charrière était relatif à des instruments autres que celui qu'il désignait. Mais, en vérité, je ne vois pas ce que M. Leroy gagne à cet éclaircissement, car il me force à compléter ma pensée et à lui demander comment il se fait que, M. Charrière n'ayant pu lui donner et ne lui ayant par conséquent pas donné des certificats mieux appropriés, il ne s'en est pas moins basé sur le premier, *sur celui qu'il dit lui-même étranger à l'instrument en question*, pour soutenir, et devant la commission d'Argenteuil, et à la page 66 de sa brochure intitulée *Thérap.*, etc., qu'il avait fait fabriquer cet instrument dès le 19 avril 1836. A mon tour, je le somme de répondre. » (*Union médic.*, sept. 1850.)

M. Leroy, comprenant alors que je connaissais le certificat, se décida à le publier ; mais la question à laquelle je le sommais de répondre, il la trouva sans doute par trop brûlante, car il se garda bien d'y toucher, et la réponse est encore à venir.

Plus tard, il poussa l'humeur débonnaire jusqu'à supposer que, dans cette lettre, je reconnaissais l'avoir calomnié (*Extr. d'un Mém.*, p. 9), et, partant, se déclarer *satisfait, sinon par la forme, du moins par le fond* (*Union méd.*, mois cité). Pour moi, qui ne suis pas sans doute arrivé à cette angélique perfection, je ne me déclarerai satisfait que quand M. Leroy nous aura expliqué *comment un certificat ayant rapport à un instrument, prouve l'existence et le but d'un autre instrument auquel il est étranger.* Il me dit que, dans l'intérêt de ma réputation, de mon caractère moral, je dois dissiper les ténèbres dont j'entoure l'origine du scarificateur du col de la vessie (*Extr. d'un Mém.*, p. 16) ; je lui ferai remarquer que c'est lui qui, s'il tient à briller d'un si pur éclat, a bien des ténèbres à dissiper, et des plus fuligineuses.

Depuis que M. Leroy s'est déclaré satisfait, il n'en a pas moins continué de m'accuser d'*insinuation calomnieuse et diffamatoire* (*Extr. d'un Mém.*, etc., p. 8 ; — 13e et dern. ch., p. 18). C'est, si je ne me trompe, être satisfait en *rechignant*, et s'il ne m'a pas traduit devant les tribunaux, c'est qu'il en était empêché par d'autres raisons que par ma robe de docteur, qui, dit-il, m'a protégé. Il eût été beaucoup plus digne de m'attaquer en face que de m'attaquer par derrière, comme il l'a fait récemment dans le procès qu'il a intenté à M. Charrière, et qu'il a perdu. Ç'aurait été, qu'il me soit permis de le dire, pour la première fois que moi, qu'il traite de *menteur*, de *fourbe*, de *calomniateur*, de *diffamateur*, etc. etc., j'aurais paru pour mon propre compte devant un tribunal.

Je ne suis ni menteur ni fourbe; toujours j'agis de manière à n'avoir pas besoin de l'être. Les lecteurs ne se donneront sans doute pas la peine de vérifier tout ce qui se trouve dans ce Mémoire; mais qu'ils en prennent un point au hasard, et je ne crains pas le plus sévère examen. Je ne suis pas un lâche calomniateur; j'ai toujours dit hautement la vérité, rien que la vérité, et, si quelquefois je ne l'ai dite qu'à demi, c'est qu'il est de ces énormités que les convenances ne permettent pas de franchir. J'ai médit quelquefois, et ce n'est qu'à ce titre que M. Leroy peut me traiter de diffamateur; mais est-ce ma faute, je le répète, si j'ai été forcé d'en venir à certaines démonstrations qui ne pouvaient paraître au jour sans prendre le caractère de la diffamation? Enfin, M. Leroy dit que je suis impoli, voire même grossier; pourquoi? parce qu'en le démasquant je n'ai pu dissimuler les sentiments qu'il m'inspire? Et encore, lui ai-je jamais dit sans périphrase ou circonlocution : *Vous êtes un menteur?* Eh quoi ! c'est l'homme au style que je viens de faire connaître qui m'accuse d'impolitesse? Mais il ne voit donc pas la poutre qui est dans son œil? Qu'après cela, il me lance son dédain (*Extr. d'un Mém.*, p. 16), peu m'importe : si ce dédain s'adresse à mes travaux, il y a longtemps que j'aurais voulu qu'il les dédaignât assez pour ne pas s'en parer journellement ; s'il s'adresse à ma personne ou à mon caractère, tous ceux qui nous connaissent savent qu'il ne peut m'atteindre.

IV.

Je proteste contre ces mœurs discourtoises... (REYBARD).

L'amour de ma profession, l'intérêt que j'attache à la dignité des grands corps qui en font l'ornement, tout m'avait fait une loi de ne rien dire qui, d'une manière directe ou indirecte, pût donner lieu de supposer que je proteste contre le jugement où j'ai succombé. Et d'ailleurs, à quoi bon ? En même temps que mes idées, mon honneur est sorti sauf de toutes les épreuves; on en jugera par la partie du rapport qui me concerne. Il y a bien des raisons de croire que ce concours conservera une place dans nos annales, et très-certainement l'avenir, sans tenir compte des petites passions qui y sont entrées en jeu, mettra chacun à sa place.

Il y a plus d'un an que ce jugement est prononcé, et, quoiqu'il ait été attaqué par plusieurs compétiteurs désappointés comme moi, j'ai gardé le silence le plus absolu. Mais aujourd'hui le lauréat vient de publier son œuvre, et j'avoue que je ne puis pas me taire plus longtemps. Qu'on ne s'y trompe pas du reste : ce n'est pas son procédé opératoire, son principal titre aux suffrages académiques, que je veux attaquer. Dans une deuxième édition de mes *Recherches sur les rétrécissements de l'urèthre*, je serai bien obligé d'en dire mon avis ; mais c'est qu'alors j'y serai forcé par mon sujet. Comme je suis convaincu que l'Académie, par l'organe de sa commission, s'est prononcée suivant sa conscience, et qu'en donnant le prix à un travail spécial sur les rétrécissements de l'urèthre, elle s'est crue obligée par les termes du fondateur, je déclare sans arrière-pensée que je regarde sa décision comme une affaire d'interprétation de texte plutôt que comme un jugement de prééminence du travail couronné sur les autres, et, mon amour-propre se trouvant ainsi mis de côté, cela me suffit.

Mais alors pourquoi parler de M. Reybard ? Le voici :

En feuilletant son travail, je remarquai d'abord que mon nom n'y était cité que deux fois... et pour me critiquer. En agissant ainsi, M. Reybard était dans son droit, et, s'il n'eût fait que cela, je n'aurais rien dit; mais quelle n'a pas été ma surprise, lorsque je me mis à lire son livre, de voir qu'il y produit comme de lui mes principales idées et jusque dans leurs plus minces détails, qu'il y donne même ces idées comme la base, comme le point de départ de cette méthode qui a enlevé les suffrages de l'Académie (*Traité des rét.*, p. ix et x); qu'il s'attribue de mes instruments; qu'il m'a copié textuellement des pages entières ; que d'autres fois il me critique, sans me nommer, avec une acrimonie sans exemple !

Et qu'ai-je donc fait à M. Reybard? me suis-je dit. Lorsqu'il blâmait les mœurs *discourtoises* de ses confrères de Paris (*Gaz. méd.*,

1850 , p. 286) , ce n'était pas de moi qu'il avait à se plaindre, et du moins pouvais-je espérer qu'il prêcherait d'exemple. Il n'y a pas eu entre nous rivalité de clientèle, puisque nous habitons à plus de cent lieues de distance. Est-ce parce que je me suis permis de concourir avec lui, et de le tenir quelque temps en échec? Mais, puisqu'il a vaincu, il lui siérait mieux d'être noble et généreux. L'aurais-je attaqué? Jamais. Si je l'ai cité plusieurs fois dans mon ouvrage, je l'ai fait au moins aussi souvent d'une manière approbative qu'improbative. Ce qu'il y a de plus singulier, c'est qu'un autre compétiteur, qui s'est permis plusieurs fois de révéler, dans la presse médicale, les méfaits de sa méthode, se trouve infiniment mieux traité dans son livre que moi qui ai gardé le plus rigoureux silence sur ceux que je connaissais. Est-ce que par hasard M. Reybard croirait mon humiliation nécessaire à sa gloire, et que le seul prononcé de mon nom le troublerait sur ses lauriers? Il m'accorderait une importance à laquelle je suis loin de prétendre, et sa modestie n'irait pas jusque là : son vrai motif, je crois, c'est qu'il m'a audacieusement spolié.

Quoi qu'il en soit, comme nous n'en sommes plus à ces époques où tout le butin des vaincus devenait de droit la proie du vainqueur, je vais reprendre ce qui m'appartient dans son ouvrage : c'est à quoi je me bornerai aujourd'hui. J'ai dit qu'il s'était emparé de mes idées, qu'en certains endroits il m'avait copié, que, tout en agissant de la sorte, il avait parlé de moi d'une manière fort inconvenante; et, comme je n'avance jamais rien sans preuve, je vais prouver ce que j'avance.

On me dira encore, comme on l'a fait souvent : Pourquoi réclamer? vos confrères sauront bien vous rendre justice. Je répondrai ce que j'ai déjà répondu : Il est facile d'être pacifique et généreux quand le bien d'autrui seul est en cause. La justice de mes confrères? Mais m'y a-t-on donc tant accoutumé? Dernièrement encore j'en ai eu deux exemples. J'ai publié mes opinions sur les rétrécissements de l'urèthre dans la *Gazette médicale* de 1839, 1845 et 1853. Or deux analyses du travail de M. Reybard viennent d'être publiées, l'une par un ancien rédacteur de ce journal, et l'autre par celui qui lui a succédé. Dans chacune on loue beaucoup les idées pathologiques de M. Reybard ; mais s'est-on seulement enquis de leur origine? Faire ses affaires soi-même, je le vois, c'est le parti le plus sûr, et je le prends.

M. Reybard fait savoir qu'à l'état de vacuité le canal est aplati et se présente sous la forme d'une simple fente (*Traité des rétréciss.*, p. 7). C'est ce que j'ai dit il y a bientôt quinze ans (*Rech. sur les mal. urin. des hommes âgés*, p. 20, 34 et 37). Cependant j'aurais passé volontiers par-dessus cet emprunt, si je n'avais à relever une singulière assertion; il dit : « Coupez l'urèthre en travers dans la région prostatique, il se présente sous la forme d'une fente transversale » (p. 8). Comme c'est précisément le contraire qui a lieu, et que, pressé entre les deux masses latérales de la prostate, l'urèthre se présente en cet endroit sous forme de fente antéro-postérieure, j'hésitais à croire à une pareille méprise, et je supposais une erreur typographique. Mais, page 27, il dit, en parlant de cette même partie du canal : « Elle est aplatie et son plus grand diamètre dirigé *de droite à gauche.* » Ainsi donc, plus de doute : sur ce point si facile à constater, M. Reybard croit le contraire de ce qui est; aussi est-ce pour cela sans doute qu'il place la région prostatique à un ou un pouce et demi de la symphyse pubienne (*ibid.*, p. 16)! Si je voulais me servir d'expressions qu'il emploie à mon égard (p. 235), je dirais qu'il suffit des *notions les plus élémentaires* d'anatomie pour ne pas commettre de pareilles erreurs. J'aurai plus de réserve; toutefois j'avoue que ces erreurs m'inspirent quelques doutes relativement aux *recherches laborieuses* que M. Reybard dit avoir faites sur la structure de l'urèthre (p. 298); car je ne comprends pas qu'on puisse ouvrir deux prostates sans s'apercevoir que l'urèthre y forme tout le contraire d'une fente transversale.

Mais arrivons de suite à un point plus important; je veux parler de la nature, de la formation et des propriétés des rétrécissements organiques de l'urèthre. Nous allons voir que tout ce qu'il dit à cet égard, et qu'il donne comme *le point de départ et la base de sa méthode*, je l'ai dit avant lui, et même antérieurement à l'une de ses principales publications où il émettait des opinions totalement différentes.

Ainsi, suivant lui, il n'y a qu'une seule espèce de rétrécissements organiques, les rétrécissements fibreux (p 99). Ce tissu résulte, soit d'un travail de cicatrisation à la suite des plaies (1), des ulcérations

---

(1) Suivant M. Reybard, une plaie longitudinale ne donne jamais lieu à un rétrécissement (p. xiii). C'est une erreur. Est-ce qu'après les opérations de taille il ne survient jamais de rétrécissements? Il fallait ajouter : *Quand*

et des abcès (p. 87, 334). Il peut encore se produire par l'*inflamma-tion adhésive du corps spongieux.* « La lymphe inflammatoire, épan-chée dans les cellules spongieuses, les oblitère, les fait adhérer, soit entre elles, soit avec les membranes qui les renferment ; et lorsque les fluides exsudés sont repris par l'absorption interstitielle, il s'opère, dans les tissus qu'elle avait envahis, un retrait, une sorte d'atrophie spontanée » (p. 86, 334). « Alors même que, par la palpa-tion à travers les téguments, on distingue nettement la portion rétré-cie du canal des portions saines, l'examen direct démontre qu'il n'y a cependant aucun épaississement des parois uréthrales » (p. 105). « Il est illogique d'admettre que l'engorgement des parois uréthrales con-stitue les rétrécissements anciens ou récents... S'il ne s'agissait là que d'un engorgement des tissus de l'urèthre, les coarctations, au lieu de se développer et de s'accroître lentement, à partir de l'époque où la blennorrhagie a existé, ne devraient-elles pas suivre une marche in-verse? La plus grande étroitesse du canal ne devrait-elle pas coïnci-der avec le moment même de la phlogose »...? (p. 110) « Suivant nous, ajoute plus loin M. Reybard, le tissu des rétrécissements est ordinairement moins épais que l'ensemble des tissus dans lesquels il s'est produit » (p. 116).

Or voyons si les opinions de M. Reybard ont toujours été ce qu'elles sont aujourd'hui, et parcourons le Mémoire qu'il a publié dans la *Gazette médicale* , les 31 août et 7 septembre 1839.

---

la cicatrisation ne tarde pas à se faire; car si, au contraire, la plaie sup-pure pendant longtemps, l'inflammation ne manque presque jamais d'envahir presque toute la circonférence du point du canal divisé, et un rétrécissement en est le résultat (voir mes *Rech. sur les rétr.*, p. 31, 52). Il est évident que, pour produire un rétrécissement circulaire, il faut une altération circu-laire : j'en ai cité des exemples (p. 30). Il n'est pas moins évident que, si un point seulement de la circonférence du canal est atteint, il n'y aura de ré-traction qu'en proportion de l'étendue du point altéré. J'ai cité des cas où la paroi inférieure avait été détruite, et où néanmoins la paroi supérieure cor-respondante avait conservé sa souplesse, et ne participait pas à l'altération (p. 33). Ainsi la distinction établie par M. Reybard entre les plaies transver-sales et les plaies longitudinales peut lui donner l'air d'un homme très-exact, mais ne fait rien connaître de nouveau, et, prise d'une manière trop absolue, elle mène à l'erreur.

« On peut généralement, dit-il, considérer les rétrécissements du canal de l'urèthre comme des points d'*engorgement* qui se forment dans ses parois. » Et plus bas : « L'*engorgement* forme saillie dans le canal, et constitue un rétrécissement » (*Gaz. méd.*, p. 546). On voit qu'à cette époque, M. Reybard admettait la théorie de l'engorgement qu'il combat si vivement aujourd'hui (*Traité*, etc., p. 89, 91, 110, 116), et qu'il était loin de songer à un *amincissement* des parois uréthrales. Continuons.

« Les obstructions de l'urèthre peuvent être produites par une sorte de cloison membraneuse qni sépare le canal en deux parties en communication par une ouverture très-étroite placée sur l'un ou l'autre côté du canal. Quelquefois cette membrane est *très-mince et présente moins de résistance que les parois du canal*; d'autres fois elle est épaisse et s'accompagne d'un peu d'*engorgement* de la muqueuse. » Reconnaît-on là la nature constamment fibreuse des rétrécissements? Aujourd'hui M. Reybard traite la cloison membraneuse d'*aventureuse supposition* (p. 92) ! Mais, continuons encore.

« Les brides ne sont pas toujours formées par des cicatrices : il est plus conforme aux lois de la physiologie pathologique de les considérer comme des *fausses membranes* et des *adhérences*, suites d'inflammations préexistantes. » Et pour qu'on ne se méprenne pas sur le sens de ces derniers mots, il explique comment les parois de l'urèthre peuvent contracter des adhérences, malgré le passage de l'urine (*ibid.*). Est-ce que, par hasard, M. Reybard n'admettrait plus que ce fût conforme aux lois de la physiologie, puisqu'il se garde de reproduire aujourd'hui ces théories? On le voit, *tot tempora, tot sensus*.

M. Reybard dira sans doute qu'il est permis de changer d'opinion quand on s'est aperçu qu'on était dans l'erreur. D'accord ; mais ce qui est moins convenable, c'est de taire opiniâtrément le nom de celui qui vous a mis dans une voie meilleure, et de présenter comme siennes des opinions qu'on n'a eu que la peine de copier. Si je disais que ces opinions se trouvent toutes, et sans exception, présentées et discutées fort au long dans mes *Recherches sur les rétrécissements de l'urèthre*, publiées en 1845 dans la *Gaz. méd.*, et dans un volume distinct, M. Reybard irait bien vite au-devant de l'objection, comme il l'a fait plusieurs fois, notamment à la page xi de son introduction, en affirmant que tout cela se trouvait dans le tra-

vail qu'il a présenté en 1844 pour le prix d'Argenteuil. Mais, d'a-
bord, je lui répondrais que je me trouvais dans le même cas, et que,
s'il eût fait comme moi, c'est-à-dire que s'il n'eût pas attendu jusqu'à
ce jour pour publier ses idées, nous aurions de plus sûres garanties
qu'elles sont arrivées jusqu'à présent sans altération ; car, dans cet
espace de temps, on nous a rendu deux fois nos travaux, et deux
fois, par conséquent, nous avons pu y faire toutes les modifications
que nous jugions convenables. Je dirai plus : ce n'est pas un simple
soupçon que j'émets, car, quand je trouve dans l'ouvrage de M. Reybard des phrases textuelles, des pages entières qu'il a copiées dans
mon ouvrage, publié en 1845, je ne puis ne pas affirmer qu'il a
modifié son manuscrit de 1844.

Mais mes idées ne datent pas seulement de 1844 : elles se trouvent
à peu près toutes, soit dans ma thèse soutenue le 9 janvier 1839,
soit dans une Note publiée le 27 avril de la même année, dans la
Gaz. médicale, dans ce même journal où, quatre mois après, M. Reybard insérait les idées que nous avons vues plus haut. Il pouvait donc
en prendre connaissance tout à son aise, et constater que le travail
de M. Cruveilhier, qu'il cite, est de trois ans postérieur au mien ;
car la publication qu'il en a faite dans son grand ouvrage d'*anatomie pathologique* est postérieure encore à celle des *Annales de
chirurgie* (1842).

Pour ne citer que mon travail de la *Gazette médicale* que M. Reybard avait certainement entre les mains, lequel avait trait surtout
aux rétrécissements du rectum, et qui se trouve plusieurs fois rappelé dans mes *Recherches* que M. Reybard a si bien copiées, voici
ce qu'on y trouve :

« Je commence par poser en fait que la plupart des rétrécissements du rectum, comme ceux de l'œsophage et des autres parties
du conduit intestinal, résultent d'une transformation de la tunique
musculeuse en *tissu fibreux*..... Des recherches sur les effets de l'inflammation dans nos tissus m'ont conduit à la connaissance d'un fait
qui, si je ne m'abuse, sera fécond en pathologie, et expliquera d'une
manière satisfaisante un grand nombre de rétrécissements. Mais,
avant de passer à ceux du rectum, qu'il me soit permis de trans-
crire un extrait de ma thèse inaugurale relativement à ceux de l'*urèthre*. On verra que j'ai quelques raisons pour cela. Le tissu spon-

gieux de l'urèthre n'est qu'une dépendance du système vasculaire.....
Si telle est l'analogie, n'est-il pas évident que ce qui se passe dans
une veine enflammée doit nous éclairer beaucoup sur ce qui a lieu
quand le tissu spongieux se trouve dans les mêmes conditions?....
Lorsque l'inflammation s'est emparée d'une veine, sa membrane interne rougit, perd son poli, sécrète une lymphe plastique qui détermine l'adhésion d'une légère couche de sang ; cette couche se recou-
vre elle-même d'une seconde, et ainsi de suite, jusqu'à ce que le calibre du vaisseau soit complétement obstrué ; en même temps ses
membranes deviennent épaisses, rouges, friables, et le vaisseau forme
un cordon très-dur et très-douloureux. A ce degré, deux cas peuvent
avoir lieu : ou bien l'inflammation persiste, et alors la sécrétion de la
membrane interne devient puriforme, le sang coagulé semble lui-
même se convertir en pus ; ou bien l'inflammation s'arrête, et le vaisseau obstrué ne donne plus passage au sang : celui qui s'y était coagulé est privé peu à peu de ses parties les plus liquides ; le caillot diminue de volume, devient pâle et se durcit ; enfin il vient un temps
où il est réduit à rien, où les parois du vaisseau se rapprochent, s'o-
blitèrent, et alors la veine ne forme plus qu'un petit cordon blanc,
fibreux et très-dur..... Quand une portion quelconque du tissu spongieux de l'urèthre vient à être frappée d'inflammation, l'endroit affecté forme d'abord un noyau plus ou moins volumineux, sensible à
l'extérieur, dur et très-douloureux ; alors le tissu spongieux est rem-
pli d'une grande quantité de sang : si on le coupe et qu'on le sou-
mette à un filet d'eau, on remarque que les aréoles sont encore libres,
que seulement leurs parois sont un peu épaissies. Si l'inflammation
persiste, il survient une infiltration purulente qui finit par se ras-
sembler en foyer, lequel finit lui-même ordinairement par s'ouvrir,
soit dans le canal, soit à l'extérieur. L'inflammation s'est-elle au
contraire arrêtée dans sa marche, alors la fibrine coagulée se
condense, blanchit ; les cellules semblent remplies d'une sorte d'al-
bumine concrétée. Attendons encore que l'absorption soit plus
avancée, et nous trouverons à la place du tissu spongieux un noyau
blanc, *fibreux*, homogène, et presque dur comme du cartilage. Ce
noyau est moins volumineux que la tumeur inflammatoire à laquelle
il succède ; *souvent même il est moindre que le tissu normal qu'il
remplace.* » J'établis ensuite que des phénomènes analogues peuvent

s'opérer dans la trame capillaire qui compose en grande partie les tissus musculaire et muqueux (1).

Ne voilà-t-il pas, je le demande à tout homme de bonne foi, positivement établie l'unicité des rétrécissements organiques, telle que l'a plus tard indiquée M. Reybard? Car si je dis *la plupart*, on verra à la page 14 de ma thèse, que je n'établis d'exception que pour les rétrécissements inflammatoires, spasmodiques, cancéreux et scrofuleux, et je pense que personne, aujourd'hui même, n'hésiterait à admettre ces distinctions.

Ne voilà-t-il pas encore positivement établie l'*inflammation adhésive du tissu spongieux*, décrite presque dans les mêmes termes par M. Reybard, comme cause de la dégénérescence fibreuse, et non-seulement l'*absence d'engorgement*, mais encore l'*amincissement* du tissu induré?

Jusque-là il me suit évidemment pas à pas; sur deux points cependant il abandonne mes traces : examinons-les.

J'ai dit qu'un rétrécissement peut occuper toute l'épaisseur des parois uréthrales, et qu'alors toutes les membranes, intimement confondues, forment un anneau fibreux d'une épaisseur moindre que les parties qui se trouvent devant et derrière; de telle sorte que, si l'on dissèque extérieurement un urèthre ainsi rétréci, on le trouve comme étranglé au niveau du point malade (*Rech. sur les rét.*, p. 40, 81, 107; — *Gaz. méd.*, 1845, p. 214, 356, 471); M. Reybard admet qu'il en peut être ainsi; seulement il veut que cet état soit très-rare (page 304), tandis qu'il se présente, suivant moi, dans presque tous les cas qui offrent une grande résistance à la dilatation.

---

(1) On a prétendu que ma théorie avait déjà été émise par M. Lallemand; c'est une erreur. Voici l'opinion de ce célèbre professeur : « L'altération ne peut être considérée que comme un endurcissement semblable à celui que peut laisser l'inflammation dans tous les tissus. » Et cet endurcissement comment est-il produit dans ce cas particulier? « La membrane muqueuse et le tissu cellulaire correspondant conservent dans leurs mailles, après la chute de l'inflammation, une substance albumineuse qui en augmente le volume et la densité » (*Obs. sur les mal. des org. génito-urin.*, p. 133; 1825). Cette même opinion se retrouve dans les cliniques publiées par ses élèves (Bermond : *sur les rétrécisse.*, p. 15 ; 1837. — Kaula : *Clin. méd.-chirur.*, p. 126; 1843).

Or qui de nous est dans le vrai ? Cette question n'est pas sans importance; car moi, qui crois qu'on ne doit recourir à l'instrument tranchant que quand la dilatation est insuffisante, je devais nécessairement arriver à cette conséquence que, les parois uréthrales étant alors, au niveau du lieu rétréci, confondues, fibreuses, peu extensibles, et amincies, il n'est pas nécessaire d'inciser bien profondément pour arriver à la face externe de la coarctation, et diviser tout ce qui fait obstacle à la dilatation (*Rech.*, p. 107 ; — *Gaz. méd.*, p. 471; 1845).

M. Reybard croyant, au contraire, que, huit fois sur dix, les rétrécissements n'occupent que la muqueuse uréthrale (page 304), et d'autre part, que tous doivent être divisés, il devait nécessairement être amené à faire de longues et profondes incisions (1) ; car il est évident que, si, en dehors du tissu fibreux, il reste une certaine épaisseur de tissu spongieux, celui-ci doit fuir devant l'instrument tranchant en raison de son élasticité, et qu'en étendant le travail inflammatoire dans ce tissu poreux, il devra en résulter une cicatrice très-rétractile. Ce n'est, en effet, que par cette dernière considération, ou par une singulière exagération, que M. Reybard a pu dire que « les rétrécissements traités par la scarification se sont reproduits plus rapidement et sous une forme plus grave que ceux combattus par la dilatation simple, sans le secours de la scarification (page 302). » Ma méthode, aux yeux de M. Reybard, n'est, comme toutes celles qui

---

(1) « Il faut nécessairement commencer cette incision 3 ou 4 centim. en arrière du rétrécissement, et la terminer en avant à peu près à la même distance, et, sauf le cas où il aurait lui-même de 4 à 5 centim. de longueur, on ne devra pas calculer la longueur de l'incision sur celle de l'angustie, ni lui donner moins de 6 centim., le rétrécissement n'eût-il que 2 ou 3 millim. de longueur » (Reybard, *Traité des rét.*, p. 381). Quant à la profondeur, M. Reybard dit que toute la puissance de son instrument suffit à peine pour lui donner 4 à 5 millim. Or quiconque a vu les uréthrotômes de M. Reybard sera convaincu que cela ne peut avoir lieu que quand les parois à diviser ont conservé leur souplesse. *Que sera-ce quand il y a des indurations, des fistules, et que le tissu cellulaire extérieur au canal et la peau elle-même, intimement unis, ne forment qu'un tout inextensible?* Ces cas, qui offrent le plus de difficultés dans la pratique, échappent donc à la méthode de M. Reybard.

ne sont pas la sienne, qu'une scarification, et néanmoins elle
m'a toujours donné de bons résultats, loin d'aggraver l'état des malades.

Voici le second point sur lequel nous différons :

Pour moi, le tissu fibreux d'un rétrécissement n'est que le tissu
fibreux du tissu spongieux ou du réseau capillaire des autres membranes, rétracté et même, plus tard, atrophié (*Rech.*, p. 30, 38; — *Gaz.
méd.*, 1845, p. 149 et 151).

Mais pour M. Reybard, « il ne résulte pas de la dégénérescence ,
de la *transformation* dès parois uréthrales en un tissu anormal.
Aujourd'hui, dit-il, en présence des travaux de l'école expéri-
mentale, on ne peut pas admettre que les organes se transforment
et changent de texture ; on ne reconnaît comme possible que la
substitution d'un tissu à un autre qui disparaît par voie d'absorption. Or le tissu des rétrécissements s'organisant aux dépens des
produits plastiques que l'inflammation a appelés et retenus dans l'é-
paisseur des couches uréthrales, se substitue de toute pièce à une
portion de ces parois normales, sans rien conserver de leur nature »
(page 112).

Pour moi, j'avoue que ces apparitions et disparitions successives, que ces substitutions de tissus me semblent un peu fan-
tasmagoriques; et tant que M. Reybard ne nous aura pas démontré que le cordon fibreux qui succède à l'oblitération d'une veine
n'est pas constitué par les parois rétractées de cette veine, mais
par un tissu nouveau, je croirai que le tissu fibreux des rétrécissements est constitué par les parois condensées des cellules et capillaires
des membranes uréthrales.

Pour en finir avec la nature des rétrécissements *organiques* de
l'urèthre, voici comment, en 1845, je terminais un très-long chapitre
sur ce sujet : « Les rétrécissements, à l'exception de ceux qui sont
dus à une dégénérescence particulière des tissus, tels que scrofule et
cancer, ont *tous*, à divers degrés de perfection, de parachèvement
près, la même organisation, c'est-à-dire qu'ils sont constitués par un
tissu *fibreux*, structure qui succède tantôt à un travail de cicatrisation, tantôt à la simple oblitération de la trame vasculaire par
l'inflammation » (*Rech,*, p. 39, et *Gaz. médic.* de 1845, p. 151).

Une fois découverte la nature constamment fibreuse des rétrécissements organiques, M. Reybard ne pouvait s'arrêter en si beau

chemin, il devait nécessairement aller à la recherche de ses propriétés, et c'est effectivement ce qu'il a fait. Écoutons-le :

« L'observation, dit-il, avait bien démontré que la plupart des coarctations organiques, quand on les avait traitées par la dilatation, ne tardaient pas à se reproduire ; mais on paraissait ignorer généralement à quelle force, à quelles propriétés de leur tissu était due cette récidive presque inévitable. Pour moi, *le hasard d'abord, qui m'a servi en plusieurs circonstances*, et, d'une autre part, des expériences variées, m'ont conduit à reconnaître le fait suivant : le tissu des rétrécissements ne jouit pas seulement d'une rétractilité lente, progressive, par absorption interstitielle, à la manière des cicatrices, mais encore d'une rétractilité rapide, presque instantanée... (p. 119), *jusqu'ici méconnue* (p. 124). On semblait ignorer complétement que leurs parois sont susceptibles d'un resserrement brusque » (p. 238).

Voici ce que je disais en 1839, quatorze ans avant la publication de M. Reybard : « Ces affections tendront toujours à augmenter, *parce que les tissus fibreux se rétractent* sans cesse tant que rien ne s'y oppose. Les médicaments antiphlogistiques ou spécifiques pourront servir à combattre les complications, ou même la cause primitive si elle existe encore ; mais ils ne remédieront jamais à la coarctation, *parce qu'ils ne peuvent ramener les tissus à leur état normal*..... (Remarquons que je combattais dans ce travail l'opinion d'un chirurgien très-haut placé, M. A. Bérard.) Ces rétrécissements pourront être dilatés graduellement ; mais, en raison de leur structure, ils tendront toujours à se reproduire » (*Gaz. méd.* de 1839, p. 263). Toutes ces propositions se trouvent amplement développées dans mon travail de 1845 (*Rech.*, p. 89 ; — *Gaz. méd.*, 1845, p. 465), et j'ajoute : « La dilatation n'est pas toujours, *même momentanément*, couronnée de succès ; quelquefois le rétrécissement lui résiste, ou bien il ne lui cède que *pour se reproduire aussitôt* » (*Rech.*, p. 102 ; — *Gaz. méd.*, p. 470). Ailleurs, je parle d'un rétrécissement qui « revenait avec tant de force sur lui-même, que du jour au lendemain il se reproduisait dès qu'on cessait la dilatation » (*Rech.*, p. 90 ; — *Gaz. méd.*, p. 466).

Je passe par-dessus bien des détails, et j'arrive à la symptomatologie.

Une proposition, qui parut paradoxale lorsque je l'ai émise en 1845, est celle-ci : souvent le jet d'urine n'est nullement en rapport avec l'étroitesse du rétrécissement. Hunter avait déjà fait cette remarque ; mais on n'y avait fait peu d'attention, peut-être parce qu'il en avait donné une explication fort contestable : il expliquait ce fait par un spasme des rétrécissements. Quant à moi, je fournis tant de preuves aux diverses commissions d'Argenteuil, qu'il fallut se rendre à l'évidence. M. Reybard, qui suivait, comme moi, le service de nos juges, reproduit aujourd'hui la même idée. Il dira sans doute encore qu'elle se trouvait dans son manuscrit de 1844. Mais comment se fait-il alors que, dans les deux ouvrages, ce sont presque les mêmes expressions? Il voudra bien m'accorder, je pense, qu'en 1845 je n'avais jamais été à portée de copier son manuscrit. Pour démonstration plus complète, je vais mettre les deux textes en regard.

MERCIER, 1845.	REYBARD, 1855.
« On dit généralement qu'à mesure que le rétrécissement devient plus étroit, le passage de l'urine devient plus difficile, que celle-ci ne forme plus qu'un filet de plus en plus fin, aplati, bifurqué, entortillé, qu'elle finit par ne sortir que goutte à goutte et en partie seulement, de telle sorte que la vessie ne se vidant jamais complétement, les besoins d'uriner se font sentir à chaque instant, jusqu'à ce qu'enfin l'excrétion urinaire se trouve complétement suspendue.	« On dit généralement que la difficulté d'uriner augmente avec le degré de rétrécissement, c'est-à-dire qu'à mesure que celui-ci devient plus étroit, la colonne urinaire trouve plus de résistance à le traverser, et finit même par être interrompue dans sa continuité, si bien que l'urine ne sort plus que goutte à goutte, jusqu'à ce qu'en définitive son excrétion arrive à être complétement suspendue.
« Ce tableau est vrai dans beaucoup de cas; mais on s'exposerait à de nombreuses erreurs, si l'on y ajoutait une confiance trop aveugle. Il n'est pas rare, en effet, de voir l'urine sortir avec force par un jet assez volumineux, quoiqu'une bougie d'un très-faible calibre ne puisse franchir la coarctation ; et, d'un autre côté, il est moins rare encore de voir des individus qui n'urinent qu'avec peine, goutte à goutte, qui même sont pris à chaque instant de rétention complète, et chez lesquels, malgré cela, on introduit sans difficulté des instruments assez volumineux » (*Rech. sur les rétréciss.*, p. 55 ; — *Gaz. méd.*, 1845, p. 262).	« A la vérité, il en est ainsi dans la plupart des cas; mais les exceptions ne sont pas rares ; elles peuvent se produire dans des circonstances opposées. Assez souvent on trouve des malades qui urinent facilement et par un jet assez abondant, quoique leur rétrécissement n'admette qu'une bougie d'un faible numéro ; il en est d'autres, au contraire, mais en moins grand nombre, qui urinent avec peine, par un jet fort petit, même goutte à goutte, et dont l'urèthre est cependant perméable à des sondes d'un plus gros volume. Chose plus étonnante encore, la dysurie, chez ces malades, va quelquefois jusqu'à la rétention complète » (*Tr. des rétr.*, p. 161).

Personne n'admettra que le hasard seul puisse établir une telle similitude : le passage de **M**. Reybard est évidemment calqué sur le mien.

J'ai expliqué la persistance de la force du jet par l'hypertrophie dont les parois vésicales deviennent alors le siége, et qui compense jusqu'à un certain point la résistance de l'obstacle. Quant à l'état contraire, j'ai pensé qu'il était facile de s'en rendre compte par le spasme du col de la vessie le plus souvent, et d'autres fois par une inertie du corps de cet organe, inertie consécutive à la distension.

M. Reybard, sans me nommer bien entendu, trouve ma première explication ingénieuse et assez vraisemblable ; la seconde, quoique étant celle sur laquelle j'insiste le plus, il n'en parle pas ; et, quant à la troisième, « l'observation nécroscopique la ruine, en montrant, dans ces sortes de rétrécissements, les parois de la vessie, non point relâchées et amincies, mais plus épaisses et comme hypertrophiées ». J'aurais bien des choses à répondre à cette critique ; mais, pour le moment, je me contenterai de rappeler que bien des fois, dans les rétentions de longue date, l'urine ne sort qu'avec une extrême lenteur par la sonde, qu'on est même obligé de presser sur le bas-ventre pour vider complétement la vessie, et que cependant on trouve toujours alors cet organe hypertrophié.

M. Reybard donne à son tour une explication de la faiblesse du jet comparée au diamètre du point rétréci, explication fondée sur ce qu'il appelle *sa doctrine* relativement aux rétrécissements dilatables qui céderaient plus facilement à une tige solide qu'à une colonne liquide. Il n'y a qu'une petite difficulté à cela, c'est que l'élasticité d'un même rétrécissement est toujours la même, M. Reybard en convient (p. 240), tandis que, dans les cas que nous supposons, le jet urinaire offre des variations continuelles que ma théorie explique d'une manière satisfaisante.

Du reste, je me trompais en disant que M. Reybard a omis de parler du spasme et de la contracture du col de la vessie : tout en copiant, il y a mis un certain art, et ce n'est que plus tard qu'il en parle : il n'a pas copié tout à la fois. Je vais encore, à ce sujet, mettre les deux passages en regard.

MERCIER, 1845.	REYBARD, 1853.
« Dans les cas de rétrécissement comme dans ceux d'uréthrite, notre *instinct* veille presque toujours à ce	« Il arrive souvent que le sphincter du col vésical se resserre et se relâche alternativement pour ne laisser sortir

que l'urine n'arrive pas à l'obstacle avec trop de précipitation, mais peu à peu et en proportion de la facilité avec laquelle elle pourra le franchir. C'est le faisceau constricteur du col de la vessie que la nature met alors en jeu; souvent même elle dépasse le but, et le spasme qu'elle y détermine est tel, que l'urine est complétement arrêtée.

« Mais si la stricture est cause du spasme, il est évident qu'en dilatant la première, on fera disparaître le second. Voilà sans doute pourquoi M. Civiale, qui a vu ce qu'il appelle névralgie du col de la vessie naître sous l'influence de *très-faibles* rétrécissements du méat urinaire, l'a vu disparaître immédiatement après que le débridement eut été opéré. (*Ici le passage de M Civiale.*) On voit maintenant que ce qui paraît une énigme à M. Civiale est un fait très-simple, et l'on comprend que, si ces *très-faibles* rétrécissements eussent été hors de la portée de la vue, on aurait pu supposer, pour expliquer les accidents dont ils étaient accompagnés, qu'ils se contractaient spasmodiquement » (*Rech.*, p. 58; — *Gaz. méd.*, 1845, p. 263).

l'urine que par petites portions, peu à peu, afin de prévenir la douleur que l'évacuation trop précipitée occasionne au niveau du rétrécissement brusquement dilaté; enfin, les contractions *instinctives* du col de la vessie peuvent aller jusqu'à s'opposer complétement à la sortie de l'urine.

« Or ce spasme est incontestablement sous la dépendance de la coarctation organique : il n'en est qu'un épiphénomène qui ne tarde pas à s'évanouir quand on fait disparaître l'obstacle au cours de l'urine. Sans doute, c'est à cette espèce de rétrécissement que M. Civiale rattache la névralgie du col vésical, névralgie qu'il a vu cesser après le débridement de l'angustie organique. (*Ici le même passage de M. Civiale.*) Ce fait n'est plus pour nous une énigme, nous connaissons le lien qui l'unit à sa cause. Il ne nous est pas non plus possible d'attribuer à la contraction spasmodique des rétrécissements les accidents de rétention partielle ou complète qui les accompagnent » (*Traité des rétréc.*, p. 166).

Un peu plus loin, M. Reybard m'accuse, et ici il me nomme, d'avoir méconnu des rétrécissements dilatables, parce que les malades rendaient leurs urines par un jet très-délié, quoique leur canal pût admettre une sonde de gros calibre, et il attribue ces erreurs à l'imperfection des moyens de diagnostic que j'emploie (*ibid.*, p. 174).

D'abord, je vante, dans mon ouvrage, les mêmes moyens qu'il préconise aujourd'hui, les bougies à boule de Ch. Bell : pourquoi me tromperais-je plus que lui? Et ensuite, a-t-il vu de ces faits? Pourquoi n'en cite-t-il pas? Moi, qui n'ai jamais tenu et qui ne tiens pas à l'imiter, je vais lui en citer un. M. S....., médecin des environs de Genève, s'adressa il y a quelques mois à M. Reybard pendant qu'il était à Paris : il éprouvait de grandes difficultés pour uriner. M. Reybard l'examina, le déclara atteint de rétrécissement de l'urèthre, et se disposait à l'opérer par ses grandes incisions. Mais des circonstances fortuites l'ayant forcé de quitter Paris, il l'adressa à M. Robert, qui, lui dit-il, pratique sa méthode. M Robert, ayant à son tour examiné le malade, ne trouva pas de rétrécissement, mais une valvule du col de la vessie, avec spasme des parties profondes du canal, et il lui conseilla de me consulter. Le résultat de mon examen ayant été identique, nous le traitâmes en conséquence, et depuis lors l'urine coule en liberté ; je dirais même avec un peu trop de liberté si l'amélioration qui s'est déja opérée sous ce rapport ne me donnait la conviction que la rétraction qui s'opérera inévitablement dans la cicatrice ne dût bientôt amener les choses à un état tout à fait normal.

Ce fait prouve que si parfois je ne trouve pas des rétrécissements qui existent, M. Reybard en trouve où il n'en existe pas. Toutefois il y a cette différence entre nous, que je fournis la preuve de ce que j'avance, et que lui ne la fournit pas.

J'arrive à la partie la plus originale du travail de M. Reybard ; nous allons voir ce qu'on y trouve.

On a vu, page 82, ce que je disais en 1839 de la valeur des traitements généraux et spécifiques dans les cas de rétrécissements. En 1845, j'étais encore plus explicite (*Rech.*, p. 89 ; — *Gaz. méd.*, p. 465); M. Reybard débute aujourd'hui d'une manière à peu près identique. « Je considère, dit-il, le traitement médical comme une superfluité ou un hors-d'œuvre... Nos agents médicaux n'ont aucune action modificatrice sur le tissu de transformation des angusties ; cependant il convient toujours, avant d'instrumenter..., de voir s'il n'y a pas de vice général, quelque cause spécifique, etc. » (*ibid.*, p. 203).

Puis il passe à la dilatation, et décrit d'abord les divers procédés mis en usage. Là encore, il trouve que mon ouvrage du moins est bon... à copier.

Ici le plagiat n'a pas d'importance, mais il est le modèle du genre :

<table>
<tr><td>MERCIER, 1845.</td><td>REYBARD, 1853.</td></tr>
<tr><td>« Dans la première méthode, qui est celle de Desault, Chopart, Boyer, et de beaucoup de chirurgiens contemporains, on introduit d'abord une sonde élastique d'un faible numéro,</td><td>« La dilatation lente, encore nommée procédé des anciens, agit lentement, graduellement, d'une manière continue. Ainsi, ordinairement, on commence le traitement par une sonde</td></tr>
</table>

on la laisse à demeure pendant six ou huit jours, après quoi on la remplace par un numéro plus élevé, et ainsi de suite, jusqu'à ce qu'on ait atteint un numéro de 6 à 8 millimètres, ce à quoi on arrive ordinairement au bout de cinq ou six semaines et même deux mois » (*Rech.*, p. 94; — *Gaz. méd.*, p. 467).

de gomme élastique d'un faible calibre, qu'on laisse à demeure pendant six à huit jours, après quoi on la remplace par un numéro plus élevé, et ainsi de suite, jusqu'à ce qu'on ait atteint un élargissement de 7 à 8 millimètres, ce à quoi on arrive au bout de deux ou trois mois, plus ou moins » (*Traité des rétr.*, p. 222).

Puis M. Reybard adresse à ce traitement, ainsi qu'à la dilatation brusque de Mayor les mêmes reproches que moi, et quelquefois dans les mêmes termes. Enfin, il expose sa méthode.

Or la sienne, c'est encore la copie de la mienne; et la mienne, à l'époque surtout où je la publiai, ne manquait pas d'une certaine nouveauté (1); car la première commission avait donné une récompense de 2,000 fr. à M. Béniqué, pour une manière de faire ayant la plus grande analogie avec la mienne, et nos manuscrits avaient été présentés simultanément, en 1844, à l'Académie, pour le même concours. Je vais maintenant mettre en regard le texte de M. Reybard et le mien. Ici mes idées ont subi quelques interversions.

MERCIER, 1845.

« Lorsque j'ai traversé un rétrécissement de la manière que j'ai indiquée, je remplace immédiatement ma première bougie par une seconde également de gomme élastique et bien polie, à tige de 4 millimètres environ de diamètre, et à cône *moins effilé*, quoique toujours très-flexible par son extrémité. Cette flexibilité est une condition essentielle, parce qu'elle se prête facilement aux courbures du canal, et que la partie plus raide la suit toujours, tandis que l'instrument

REYBARD, 1853.

« Lorsqu'un rétrécissement s'est laissé franchir, je le dilate immédiatement avec une bougie conique flexible et bien polie, à renflement olivaire, de 3 à 4 millimètres de diamètre, de manière qu'au bout de quelques jours, j'arrive quelquefois à des bougies de 7 à 8 millimètres. Quand j'ai obtenu une certaine dilatation, je la continue ordinairement avec un des cathéters de M. Amussat, à l'extrémité desquels *je donne* une forme conique un peu

---

(1) On lit dans la *Gaz. hebd. de méd. et de chir.*, p. 23, que M. Reybard a *perfectionné* la dilatation, et, dans la *Gaz. méd.* de 1853, p. 643, qu'il a donné sur la dilatation *une foule de préceptes que les partisans de cette méthode auraient tort de repousser comme le présent d'un ennemi.*

tendrait bien plutôt à faire fausse route au niveau de ces courbures s'il était raide à partir de son extrémité.

« A l'aide de cette bougie, j'élargis le rétrécissement autant qu'il est possible de le faire ; mais sitôt que celui-ci ne cède plus à une pression modérée, ou que le malade éprouve le sentiment d'une distension trop forte, je m'arrête. Je laisse en place cette bougie pendant 15 à 20 minutes, et je note quel est son diamètre dans le point correspondant au rétrécissement.

« Si je n'ai obtenu qu'une faible dilatation, je recommence le lendemain avec la même bougie ; dans le cas où j'aurais pu, au contraire, faire pénétrer cet instrument jusqu'à sa partie la plus volumineuse, et c'est ce qui arrive très-souvent, je commence le lendemain par introduire une bougie cylindrique d'un diamètre égal ou un peu inférieur à celui auquel j'étais parvenu la veille ; et si, comme cela a lieu ordinairement, elle passe sans difficulté, je la remplace de suite par un numéro d'autant plus élevé que j'ai rencontré moins de résistance, et, sans désemparer, j'en passe successivement de plus en plus volumineuses, tant qu'il n'en résulte pas une douleur trop vive ou une distension trop forte. Il est rare qu'on ne puisse augmenter de deux numéros au moins de la filière Charrière, qui est graduée par tiers de millimètre : quelquefois on s'élève de 3, 4, 5, et même plus ; de sorte qu'en quelques jours on arrive à un diamètre de 6 et même de 8 millimètres, qu'on ne dépasse presque jamais.

allongée*. Les bougies coniques à renflement olivaire sont préférables aux bougies coniques pointues ; car, quoique très-flexibles, ces dernières piquent et percent souvent encore la muqueuse, surtout au niveau des courbures naturelles de l'urèthre.

« J'enfonce l'instrument par une pression douce et soutenue, jusqu'à ce que le malade éprouve le sentiment d'une distension qui commence à être douloureuse ; alors, je laisse la bougie en place pendant 15 à 20 minutes, et je note quel est son diamètre dans le point correspondant au rétrécissement.

« Le lendemain, je réintroduis la même bougie ; si elle pénètre facilement, je la retire immédiatement et je la remplace par une autre un peu plus volumineuse ; et si cette dernière passe sans beaucoup de peine, je la remplace immédiatement à son tour par une troisième d'un numéro plus élevé ; puis, sans désemparer, j'en passe successivement de plus en plus volumineuses, tant qu'il

---

(*) Ce que M. Reybard appelle cathéters de M. Amussat, ce sont les cathéters Mayor non troués dont je parle moi-même à la fin du texte qui est en regard : la forme conique un peu allongée qu'il donne à leur extrémité est précisément celle que je préconise, page 598 de la *Gazette méd.* de 1855, deux mois au moins avant l'apparition de l'ouvrage de M. Reybard. Dans ce même article, je vante aussi beaucoup les bougies coniques boutonnées. On voit que, sans qu'on puisse s'en douter à la simple inspection de son livre, M. Reybard est fort au courant de mes idées.

« Du moment que je m'aperçois que les bougies élastiques ont, en raison de leur volume, trop de rigidité pour s'accommoder facilement aux courbures du canal, j'en prends à courbure fixe, ou bien je fais usage de cathéters Mayor non troués » (*Recherc.*, p. 98 ; — *Gaz. méd.*, p. 468). n'en résulte pas une douleur trop vive. Quelquefois j'ai pu, dans la même séance, introduire plusieurs numéros de la filière Charrière » (*Traité des rétr.*, p. 227).

On a vu que je suis loin de regarder la dilatation comme une méthode de guérison radicale, puisque je dis le contraire, précisément ce que dit M. Reybard (p. 236). Néanmoins j'ajoute qu'en entretenant la dilatation du canal par le passage de bougies, à intervalles que l'expérience individuelle indique, on peut arriver à un état presque équivalent à une cure radicale ; car, ajouté-je encore, « *il m'a semblé* que la rétractilité des rétrécissements diminue à mesure qu'on s'éloigne de l'époque du traitement. Le tissu fibreux prend-il alors un surcroît de nutrition en rapport avec sa nouvelle étendue, surcroît qui augmenterait la somme de ses molécules constituantes? *Je ne sais, mais je serais porté à le croire.* Quoi qu'il en soit, on pourra éloigner les introductions de la bougie à mesure que le besoin s'en fera moins sentir » (*Rech.*, p. 101 ;—*Gaz. méd.*, 1845, p. 470).

On ne pouvait pas présenter une opinion d'une manière plus modeste, et je serais aujourd'hui plus affirmatif. Cela n'a pas empêché M. Reybard de me frapper de ses foudres, tout en me laissant plongé dans mon obscurité : c'est après avoir rapporté cette opinion qu'il s'écrie avec l'accent du triomphe : « *Il suffit des notions les plus élémentaires sur le tissu des coarctations pour ruiner cette hypothèse toute gratuite* » (p. 235).

De grâce, M. Reybard, que me manque-t-il donc pour en savoir autant que vous sur le tissu des coarctations, puisque vous m'avez copié? Et d'ailleurs, qu'y a-t-il là de si contraire aux *notions les plus élémentaires?* Est-ce que la matrice qui a été plusieurs fois distendue par le produit de la conception ne conserve pas habituellement plus de volume et de capacité qu'un utérus vierge? Est-ce que le vagin qui a été longtemps et fréquemment dilaté, n'a pas plus d'ampleur, toutes choses égales d'ailleurs, que celui qui ne l'a été que peu de fois, et à longs intervalles ? Et, pour citer une membrane essentiellement fibreuse, est-ce que la peau de l'abdomen des femmes qui ont eu de nombreuses grossesses, des individus qui ont eu des hydropysies prolongées, ne conserve pas fort longtemps et même toujours plus d'étendue, sans avoir pour cela perdu de son épaisseur ? Pourquoi pareil phénomène ne se passerait-il pas dans les rétrécissements ? Est-ce que par hasard ce ne serait pas vous qui auriez oublié certaines *notions élémentaires ?*

On a vu précédemment ce que je disais en 1839 de la dilatation dans les rétrécissements ; j'ajoutais que la cautérisation est encore plus mauvaise, qu'elle peut provoquer une inflammation, et par suite l'extension du mal dans les parties qui avoisinent le tissu altéré (*Gaz. méd.* de 1839, p. 263). Ils est évident que si mes idées sur ce sujet témoignent de quelques notions élémentaires, ce n'est pas M. Reybard qui me les a fournies. Il rapporte, il est vrai, dans son dernier ouvrage, des expériences sur des chiens (p. 55). Mais qu'importent des expériences sur des animaux, si nous possédons, et j'en ai cité (*Rech.*, p. 91 ; — *Gaz. méd.* ; 1845, p. 496), des faits où l'emploi des caustiques a produit, chez l'homme, des rétrécissements où il n'en existait pas? Les expériences sur les animaux, pour éclaircir une question de thérapeutique que des observations sur l'homme ont parfaitement élucidée, m'ont toujours semblé et me semblent plus que jamais pour le moins inutiles : si la science a ses exigences, le cœur doit également avoir les siennes.

Jusqu'à présent j'ai démontré, par des citations dont personne ne pourra contester l'exactitude, que tout ce que M. Reybard a dit d'un peu saillant sur la nature des rétrécissements, sur leur symptomatologie et sur leur traitement, a été, d'une manière plus ou moins textuelle, emprunté à mes travaux.

Néanmoins voici ce qu'on lit dans le rapport de la commission au sujet de la partie anatomico-pathologique de son travail : « Toute cette partie nous a paru d'une haute portée : c'est sur elle que l'auteur a édifié sa méthode thérapeutique et nous ne saurions trop louer cette manière de procéder en médecine opératoire » (*Rapport,* p. 31). Et plus loin : « Le mémoire de M. Reybard sur les rétrécissements de l'urèthre se distingue à plus d'un titre : une pensée unique y règne constamment ; toutes les idées s'y enchaînent et s'y coordonnent d'une manière irréprochable. On y trouve un point de départ nouveau, basé tout à la fois sur l'anatomie, la physiologie pathologique et l'expérimentation » (*ibid*. p. 43). Ce point de départ, cette base de M. Reybard nous les connaissons actuellement : *Sic vos non vobis....*

Et qu'on ne dise pas que je n'avais tiré de tout cela aucune conséquence pratique. J'en avais tiré tout ce qu'en a tiré depuis M. Reybard, moins ses exagérations.

Voici ce que je disais : « Avant l'invention des procédés auto-plastiques, on ne connaissait pas d'autre moyen (que l'incision) de remédier aux cicatrices qui, sous forme de brides, impriment aux parties une disposition vicieuse et qui résistent à la distension. On coupait ces brides en travers dans un ou plusieurs points de leur longueur, et on tâchait, en empêchant les bords des incisions de se rapprocher, d'obtenir, dans les intervalles, des cicatrices nou-velles qui s'ajoutaient ainsi à l'ancienne comme autant de pièces d'allongement » (*Rech. sur les rét.*, p. 93.—*Gaz. méd.*, 1845, p. 467). Partant de ces données, je disais : quand un rétrécissement est re-belle à la dilatation, divisez-le ; mais je disais aussi : ne divisez que le tissu altéré, fibreux, parce que l'ouverture des aréoles du tissu spongieux expose aux hémorrhagies, aux résorptions et infiltrations urineuses, etc. J'ajoutais d'ailleurs : « Lorsqu'un urèthre est assez rétréci, assez induré pour avoir besoin d'être scarifié, *il est comme étranglé extérieurement* ; on ne tarderait pas, pour peu qu'on incisât profondément, à dépasser de beaucoup l'épaisseur des parois et à pé-nétrer dans les parties ambiantes » (*Ibid*, p. 107. — *Ibid*, 471). Enfin je terminais en disant : « La scarification *ne modifie en rien le tissu fibreux* et ne lui ôte pas sa rétractilité ; elle ajoute bien quelque chose à la surface précédemment existante ; mais ce quelque chose n'est qu'une cicatrice, et chacun sait avec quelle énergie les cicatrices se rétractent quand elles ne sont pas maintenues en état de tension. Si donc on n'a pas soin de passer de temps en temps un corps dilatant dans l'urèthre, on sera fort exposé à voir le rétrécissement se reproduire, seulement dans un temps plus éloigné que si l'on s'était borné à la dilatation » (*Ibid.*, p. 108. — *Ibid.*, p. 472).

Maintenant en quoi différons-nous, M. Reybard et moi ?

Au lieu de se borner aux rétrécissements rebelles et à la division du tissu fibreux, il veut qu'on le dépasse de trois centimètres en avant et d'autant en arrière, et qu'on pénètre dans les parties voisines de l'urèthre, et cela lors même que le rétrécissement n'est que de deux ou trois millimètres et qu'il est borné à la membrane muqueuse.

Il croit comme moi que la dilatation ne s'accomplit alors que par une cicatrice intermédiaire; ce que j'appelais en 1845 *pièce d'allongement*, il l'appelle en 1853 *pièce supplémentaire* (p. 416) , et il ne croit plus à un retour des parois altérées de l'urèthre à leur souplesse normale. Or qu'on lise son mémoire de 1839, postérieur, je le répète, de 8 et 4 mois à mes deux premiers travaux, et l'on verra quel rôle il fait jouer à la *résolution* des parties *engorgées*. En voici un passage sans réplique.

« Par la méthode de l'*incision*, le canal de l'urèthre n'éprouve pas de perte de substance ; *la guérison des obstructions ne repose donc pas sur la nécessité d'obtenir une cicatrice mince aussi large que le canal*, comme on suppose qu'on l'obtient (par le désir qu'on en a sans doute) après la cautérisation. *Elle consiste au contraire à ramener les parties malades à leur état normal.* Après la *résolution* des lambeaux de l'obstruction, *elles reprennent en effet leur souplesse naturelle* » (*Gaz. méd.*, 1839, p. 551).

En troisième lieu, tandis que je crois la cicatrice intermédiaire rétractile, M. Reybard soutient le contraire. L'avenir prononcera entre nous. Mais, en attendant, qu'il me soit permis de rappeler ce que je trouve dans le travail de la commission. Deux chiens ayant été uréthrotomisés le 3 mars, l'un fut sacrifié le 10 juin, et « son urèthre offrit un élargissement notable. L'autre chien, sacrifié le 16 juillet, nous offrit des résultats analogues, *quoique moins prononcés* » (*Rapp.* p. 33). Je pourrais aussi citer un malade uréthrotomisé par la méthode de M. Reybard, et qui, dans l'espace de trois ou quatre semaines, était tombé du n° 29 de la filière Charrière au n° 21.

J'arrive actuellement à sa quatrième partie, qui contient l'exposition de sa méthode d'uréthrotomie. Celle-ci, du moins, est véritablement originale, et je pense que c'est elle que l'Académie a eue principalement en vue quand elle lui a décerné le prix d'Argenteuil. Pour ces deux raisons, je n'en dirai rien : c'est un travail de revendication, et non pas de critique, que je fais en ce moment; je ne serai d'ailleurs que trop tôt forcé de m'en occuper quand je publierai une seconde édition de mes *Recherches sur les rétrécissements.*

Toutefois je signalerai encore deux points avant de terminer.

1° M. Reybard dit que son dernier uréthrotome est préférable à mon sécateur pour inciser la prostate dans les cas où son engorgement produit la rétention d'urine (p. 375). Mais en quoi son instrument diffère-t-il de celui que j'ai représenté fig. III, p. 40, si ce n'est en ce que sa gaîne n'a pas de bec, que la pointe de sa lame est libre, que par conséquent rien ne protége la vessie, ne limite l'action de l'instrument dans l'urèthre et ne garantit les canaux éjaculateurs ?

2° Il décrit, p. 399, et représente, pl. II, fig. 13, une sonde élastique à double courant, munie d'un sac de baudruche à son extrémité vésicale. Cet instrument est la copie pure et simple de celui que j'ai décrit page 222 de mes *Recherches sur les valvules*. Rien n'y manque, pas même le robinet externe.

C'est, en vérité, chose difficile à comprendre que M. Reybard ait osé mettre au jour une œuvre semblable, ne serait-ce que par reconnaissance pour le corps savant qui l'a couronné. Sa manière d'agir pouvait être assez adroite lorsqu'il ne s'agissait que d'enlever les suffrages de quelques personnes indifférentes; mais elle l'était bien moins du moment qu'il s'exposait à la critique plus intéressée de ses compétiteurs; car, pour peu qu'il se soit permis envers les autres les licences qu'il a commises à mon égard, que lui restera-t-il pour justifier les faveurs académiques? une opération mort-née, inapplicable aux cas où elle pourrait être le plus nécessaire (voy. p. 80), et qui parait d'autant plus dangereuse qu'on la voit plus souvent et de plus près.

Paris, 1er décembre 1853.

P. S. — La presse médicale vient de nous révéler un nouvel exemple de la *courtoisie* de M. Reybard. M. Diday, son compatriote, l'un de ceux qui ont donné tant d'éloges à la partie pathologique de son livre, avait cru devoir manifester des doutes sur l'innocuité de sa méthode, et il eut le malheur de mettre au rang de ceux qui en sont morts un malade opéré par M. Michon (*Gaz. hebd. de méd. et chir.*, 1853, n° 2). Cela n'était pas; aussi, M. Reybard le lui prouva-t-il PAR HUISSIER (*ibid.*, n° 7); le malade n'avait eu, ce que cependant il ne dit pas dans sa lettre, que des accidents graves et une *fistule urinaire* (*Journ. des conn, méd.-chir.*, nov. 1852). Toutefois il avait guéri, plus heureux en cela que certain autre que Blandin me fit voir, et qu'il me dit avoir uréthrotomisé par la méthode Reybard. Ce malade succomba à une infiltration urineuse qui s'étendait jusque dans les lombes. J'aime a croire qu'il est le même dont parle M. Reybard (*Gaz. méd.*, 1850, p. 286); mais alors sa version serait très-inexacte, car la mort n'eut pas lieu quelques heures, mais plusieurs jours après l'opération, et je pense que ce n'est pas par une *scarification superficielle* que s'est faite une infiltration urineuse aussi étendue. J'ai parlé dans le temps de ce fait à M. Reybard.

Au reste, qu'avait besoin M. Diday, pour soutenir sa thèse, de recourir à d'autres sources qu'aux documents officiels? Ignorait-il les extraits suivants des rapports des deux premières commissions, extraits qui ont été publiés dans *La Patrie* du 7 septembre 1852, et que personne n'a contestés?

« L'ancienne commission, dit M. Gerdy, rapporteur de la seconde,
« a vu quelques résultats favorables au procédé de M. Reybard, mais
« elle a aussi été témoin de résultats contraires. Elle a vu des hémor-
« rhagies abondantes, des symptômes graves..... Enfin, deux mala-
« des opérés par M. Reybard ont même succombé dans les vingt-
« quatre heures. Il en résulte que les avantages du procédé de ce chi-
« rurgien ont paru indéterminés » (Rapport de M. Begin, p. 16 du manuscrit).

Et M. Gerdy continue ainsi : « M. Reybard a pratiqué son opéra-
« tion sur trois malades devant la nouvelle commission. Les malades
« en supportent assez bien la douleur, mais l'hémorrhagie qui la suit
« est assez abondante. Le sang jaillit de l'urèthre d'une manière con-
« tinue; néanmoins il paraît qu'en général il s'arrête assez faci-
« lement.

« Cependant le troisième malade, qui était d'une faible constitu-
« tion, débilité par des privations, est tombé dans l'épuisement par
« suite d'hémorrhagies réitérées, de fièvre, et a donné des craintes
« sérieuses sur son existence.

« La commission, qui n'a pu revoir, longtemps après, qu'un des
« malades de M. Reybard, a trouvé le rétrécissement en partie re-
« *produit* » (Rapport de M. Gerdy, p. 22 du manuscrit).

Mais la meilleure condamnation du procédé de M. Reybard, ce sont les contradictions dans lesquelles il est lui-même entraîné. A l'entendre, non-seulement la *scarification* aggrave *toujours* les rétrécissements (p. 302, 333), mais encore elle donne lieu à des phlébites, à des résorptions purulentes, à des abcès (p. 334, 414), à l'*hémorrhagie*, à l'*infiltration d'urine* (p. 336) ; « elle s'accompagne généralement de phénomènes inflammatoires plus intenses que l'incision profonde » (p. 336, 411), et tous les cas de mort qu'on reproche à sa méthode, sont dus à la scarification » (p. 402) : ainsi ceux de Blandin (*Gaz. méd.*, 1850, p. 286), de Barrier (de Lyon) (*Gaz. hebd.*, n° 7), celui qui fut suivi, à l'hôpital des Vénériens, de mort au bout de quelques heures, et dans lequel l'urèthre, suivant M. Civiale (*Uréthr.*, p. 97), avait été ramené à son diamètre normal au moyen de deux incisions, n'était sans doute encore qu'une scarification : M. Reybard ne prétend pas qu'il ne fût que scarifié l'autre malade cité par le même chirurgien, et chez lequel, avec de graves désordres, la paroi inférieure de l'urèthre était fendue jusqu'aux téguments, si bien que, ceux-ci enlevés, « on trouva une ouverture assez grande pour admettre le bout du doigt » (*ibid.*, p. 99) ; mais il dit qu'il « faisait concevoir les plus belles espérances » (*Gaz. méd.*, 1850, p. 286), comme cet âne qui malheureusement succomba la veille du jour où il allait finir par s'habituer à vivre sans manger.

En regard des méfaits de la scarification, M. Reybard démontre que l'uréthrotomie ne s'accompagne que de peu de phlogose (p. 411), et jamais d'abcès (p. 412) ; que l'hémorrhagie s'arrête facilement (p. 413), et qu'il n'y a jamais de phlébite (p. 414). Quant aux infiltrations, il n'en est pas question dans le texte, et cependant je vois, dans la 33ᵉ observation, qu'elle fut telle que, le malade ayant été obligé de donner un coup de canif dans la tumeur, l'urine s'échappa avec jet par cette ponction.

Ainsi, M. Reybard accuse la scarification d'augmenter les rétrécissements, et d'être plus dangereuse que les profondes incisions; et néanmoins, par une contradiction inexplicable, après être convenu qu'elle peut donner un élargissement *au moins* aussi durable que la dilatation, il ajoute : « Je conseillerai la scarification dans tous les rétrécissements où l'on voudrait seulement obtenir un élargissement passager, une cure palliative » (p. 339).

Je ne pousserai pas l'exigence jusqu'à demander à M. Reybard de concilier ces propositions avec celle que j'ai extraite de la p. 302 de son livre (voy. p. 80) ; mais du moins il aurait bien dû nous dire quels sont ceux chez lesquels un procédé plus dangereux et ne donnant qu'une cure passagère et palliative doit être préféré à un autre moins dangereux et donnant une guérison radicale. Si ce sont, comme le dit le rapport (p. 32), « les vieillards et les individus trop affaiblis par d'autres maladies, pour qu'il soit prudent de tenter sur eux l'uréthrotomie proprement dite, » alors, décidément, je n'y comprends rien.

Mais je songe que le nouvel exemple de la courtoisie de M. Reybard m'a entraîné trop loin, et que je m'étais promis de ne pas m'occuper ici de sa méthode.

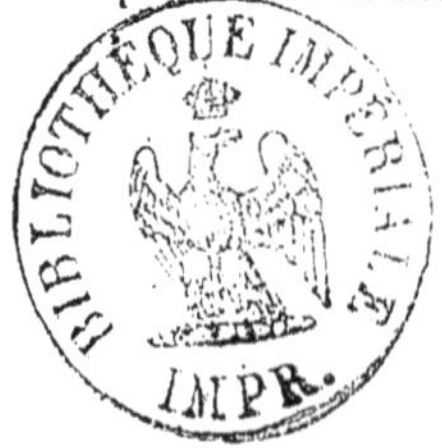

ACADÉMIE DES SCIENCES.

EXTRAIT DU RAPPORT
SUR LES PRIX DE MÉDECINE ET DE CHIRURGIE
Pour les années 1849 et 1850.

Commissaires : MM. Roux, Rayer, Lallemand, Serres, Velpeau,
Magendie, Duméril, Flourens, et Andral,
rapporteur.

« Des tumeurs ou de simples saillies dues à un développement
« anormal, soit du tissu musculo-membraneux de la vessie, soit de
« la prostate, se produisent souvent au col de la vessie. En raison des
« dimensions que peuvent prendre ces différentes sortes de tumeurs
« ou de saillies, l'évacuation spontanée des urines est plus ou moins
« entravée : il en résulte des altérations de la vessie, des uretères et
« des reins, qui s'aggravent avec le temps, et contre lesquelles les
« efforts de l'art n'avaient encore trouvé que des palliatifs. Le doc-
« teur Auguste Mercier, qui a bien décrit sous le nom de *Valvules*
« *du col de la vessie*, quelques-unes des saillies dont il vient
« d'être question, a mieux étudié qu'on ne l'avait fait avant lui leur
« structure; et, après bien des tentatives et des modifications dans
« ses procédés, il est arrivé à la construction d'instruments faciles à
« manœuvrer, à l'aide desquels on peut inciser ou même exciser ces
« valvules, de manière à amener une guérison plus sûre et plus
« prompte. M. le docteur Auguste Mercier nous paraît donc avoir
« rendu un service à la thérapeutique d'une des maladies les plus
« graves et les plus rebelles des organes urinaires; nous vous propo-
« sons de lui accorder une récompense de *quinze cents francs.* »

(Adopté.)

(*Compte-rendu de la séance publique du* 16 *décembre* 1850, p. 23).

ACADÉMIE NATIONALE DE MÉDECINE.

EXTRAIT DU RAPPORT

DE LA COMMISSION DU PRIX D'ARGENTEUIL

lu dans la séance du 24 août 1852.

Commissaires : MM. Bouvier, Gerdy, Grisolle, Huguier, Larrey, Laugier, Ricord, Roux, et Robert, *rapporteur*.

« M. Mercier a adressé à l'Académie un volumineux manuscrit ayant pour titre : *Recherches anatomiques, pathologiques et thérapeutiques sur les rétrécissements de l'urèthre.*

« Ce travail échappe à l'analyse par la multiplicité des détails et des discussions qu'il contient. Cependant on y trouve diverses idées fondamentales que je vais tâcher de reproduire.

« L'auteur n'admet qu'une espèce de rétrécissements uréthraux : les rétrécissements fibreux. Ces derniers résident presque toujours dans la portion spongieuse du canal, et surtout au niveau du bulbe où abonde le tissu érectile. Rarement bornés à la membrane muqueuse, ils occupent très-souvent une portion de l'épaisseur du tissu spongieux. La coarctation est alors le résultat ultime d'une phlogose localisée de ce tissu qui a oblitéré les cellules veineuses et déterminé la condensation, l'atrophie, et enfin la transformation fibreuse des parties affectées.

« Les rétrécissements sont très-rares dans la portion membraneuse de l'urèthre; mais, par compensation, cette région est fréquemment le siége d'obstacles au passage de l'urine et des sondes, obstacles que M. Mercier attribue à un ordre de lésions essentiellement différent de celles qui caractérisent les rétrécissements proprement dits. Au lieu d'affecter les éléments constitutifs du canal lui-même, ces lésions ont leur cause dans les agents contractiles placés autour et au voisinage de ce dernier. L'action de ces muscles ne diminue point en réalité la capacité de l'urèthre, mais elle entraîne en sens opposé les différentes portions de ce canal ; elle les comprime et en change les courbures normales. M. Mercier veut donc qu'à la dénomination de *rétrécissement* on substitue dans ces cas celle de *déviation*.

« Les muscles qui provoquent ces déviations sont de deux ordres : 1° on sait, depuis les travaux de M. Guthrie, confirmés récemment par les dissections habiles de M. le docteur Demarquay, on sait, dis-je, qu'il existe autour de la portion membraneuse de l'uréthre des anses musculaires disposées sous la forme de plans, qui embrassent par leur concavité, les unes la face supérieure, les autres la face inférieure de ce canal, et figurent une sorte de boutonnière que ce dernier traverse; 2° Wilson a décrit, de son côté, comme muscles distincts, les faisceaux les plus internes des releveurs de l'anus. Étendus des côtés de la symphyse des pubis aux parois rectales, ces faisceaux forment aussi des anses à concavité supérieure, dont les deux extrémités sont plus élevées que la partie moyenne, laquelle s'applique sur les côtés et au-dessous de la prostate et du col vésical.

« De cette disposition anatomique, il résulte que, lorsque tous ces muscles entrent en contraction, les premiers, ou ceux de Guthrie, aplatissent le canal transversalement, tandis que les autres, ou ceux de Wilson, portent en haut et en avant la prostate et le col de la vessie, qu'ils rapprochent ainsi de la symphyse pubienne. Le canal se trouve alors coudé presque à angle droit.

« Étudiant les causes qui mettent en jeu cette contractilité musculaire, M. Mercier insiste sur les irritations et les inflammations dont la membrane muqueuse de l'urèthre est fréquemment le siége. Ne sait-on pas, en effet, que, dans l'économie vivante, l'irritation des orifices ou des canaux muqueux est presque toujours suivie de la contraction involontaire et plus ou moins violente des couches musculaires qui les environnent?

« Ici, comme ailleurs, la contraction musculaire peut être momentanée ou permanente. Dans le premier cas, elle constitue des déviations d'une durée illimitée : ce sont les rétrécissements spasmodiques admis par tous les auteurs. Dans le second, elle amène des déviations permanentes, et entraîne par sa durée des changements appréciables dans la structure des muscles uréthraux. L'auteur adopte à cet égard les idées de M. J. Guérin sur la rétraction musculaire.

« La première conséquence pratique déduite par M. Mercier de cette théorie, c'est que, pour franchir l'urèthre, quand il est le siége de ce qu'on appelle un rétrécissement spasmodique, il suffit d'augmenter la courbure de la sonde, ou même de la couder à son extrémité vésicale.

« La deuxième, c'est que, dans certains cas de contraction permanente des muscles de l'urèthre, il peut devenir nécessaire, pour rendre au canal sa direction normale, d'inciser une portion de sa paroi postérieure.

« Il est incontestable que ces vues nouvelles et originales de M. Mercier jettent de la lumière sur certains cas difficiles à expliquer d'après les idées régnantes ; mais l'expérience n'a point encore fait savoir si l'on peut les accepter comme théorie générale. Votre commission croit donc devoir suspendre à cet égard tout jugement définitif.

« Le chapitre consacré au traitement des rétrécissements fibreux ne renferme pas d'innovations assez remarquables pour qu'il soit nécessaire d'y insister.

« L'une des parties les plus intéressantes du travail de M. Mercier est celle qui a pour objet l'étude d'une complication peu connue des rétrécissements de l'urèthre : je veux parler de l'existence des valvules musculaires uréthro-vésicales. Pour l'intelligence de ce qui va suivre, il est nécessaire d'analyser succinctement le résultat des recherches de l'auteur sur la structure et les fonctions du col de la vessie.

« L'occlusion du col ne s'effectue pas, comme on le croit généralement, à la manière d'une bourse, par le froncement de ses bords et le resserrement d'un sphincter circulaire musculeux ou fibreux ; mais il existe sur la demi-circonférence postérieure de cette ouverture des fibres musculaires qui la contournent en arrière et sur les côtés en forme d'anses à concavité antérieure, et viennent se jeter dans la paroi antérieure de la vessie. Lorsque ces fibres se contractent, le bord postérieur de l'orifice étant attiré en haut et en avant, doit nécessairement se rapprocher du bord opposé, et même le croiser en passant au-dessus de lui, à la manière d'une soupape ; ainsi s'opère l'occlusion de la vessie. Il est facile d'étudier la disposition de ces anses musculaires sur des vessies hypertrophiées, ainsi que votre commission s'en est assurée plusieurs fois. Ce fait anatomique étant établi, M. Mercier, par une induction qui nous paraît parfaitement logique, démontre que, sous l'influence des irritations si fréquentes du col,

vésical , cette couche musculaire peut devenir le siége de contractions exagérées, comme on le voit dans les autres orifices muqueux
pourvus de sphincter. Or, comme nous l'avons dit à propos des
rétrécissements de la portion membraneuse de l'urèthre, ces
contractions peuvent être passagères ou durables, et déterminer
une rétention d'urine momentanée ou permanente, bien que l'urèthre soit peu rétréci ou parfaitement libre. Ainsi, l'on voit des malades qui, guéris d'un ou de plusieurs rétrécissements, n'urinent
pas mieux après le traitement qu'ils ne le faisaient auparavant. Il y
a plus : M. Mercier a rapporté l'observation d'un individu qui, affecté
de rétrécissement uréthral avec simple dysurie, a été frappé de rétention d'urine complète, alors que son rétrécissement venait d'être
traité avec succès.

« Non-seulement M. Mercier a signalé la possibilité de ces rétentions d'urine et leur cause, mais il a encore indiqué le moyen de
reconnaître celle-ci par le cathétérisme avec la sonde coudée qu'il a
imaginée à cet effet. Cet instrument, étant conduit jusqu'au col
vésical, vient nécessairement heurter par son talon contre la face
uréthrale de l'obstacle ; et, lorsqu'ensuite il a pénétré dans la vessie, on peut lui faire exécuter un mouvement de rotation autour du
col, et s'assurer ainsi qu'il n'existe pas de tumeur faisant saillie à la
face interne de ce viscère. La réunion de ces deux signes indique la
présence d'un obstacle valvulaire. Toutefois il reste encore à déterminer si cet obstacle dépend des muscles du col vésical ou d'une altération de la prostate. L'auteur a traité, sans doute avec beaucoup
de soin, cette partie du diagnostic ; cependant, malgré ses efforts,
nous pensons que l'erreur est encore possible, circonstance peu re-
grettable d'ailleurs, puisque le même traitement convient à ces deux
maladies.

« Après avoir établi l'anatomie pathologique et le diagnostic des valvules musculaires uréthro-vésicales, M. Mercier en fait connaître le
traitement, lequel consiste à détruire l'obstacle au cours de l'urine
en incisant ces valvules. L'instrument dont il se sert à cet effet a la
forme de son cathéter explorateur coudé. Dans l'épaisseur de la tige,
tout près de l'angle de la courbure, et dans le sens de la concavité,
se trouve une lame mobile pouvant faire saillie à volonté. L'instrument étant introduit dans la vessie, et le bec dirigé en bas, derrière la valvule musculaire, l'opérateur fait saillir la lame et la fait

mouvoir d'arrière en avant, et réciproquement, de manière à inciser complétement la bride dans toute sa hauteur. L'opération est prompte, peu douloureuse, et ne donne lieu qu'à l'écoulement d'une petite quantité de sang. Les accidents inflammatoires sont en général très-modérés. Le traitement se termine par l'introduction quotidienne de bougies destinées à presser contre l'angle postérieur de la plaie, et à empêcher la réunion de ses bords. Le bénéfice de l'opération est presque immédiat : il est rare qu'une incision ne suffise pas à rétablir le cours des urines. Enfin votre commission a pu s'assurer de la solidité des guérisons, en examinant des malades opérés depuis plusieurs années.

« Après avoir constaté l'importance pratique des faits qui précèdent, il nous restait encore un devoir à remplir : c'était celui de nous assurer si ces faits sont nouveaux dans la science, ou si quelques observateurs les ont déjà signalés. Voici quels ont été à cet égard les résultats de nos recherches :

« 1º Les observations qu'on trouve dans les ouvrages de Saviard, de Bonet, de Morgagni, de Lieutaud, de Desault, etc., relativement à des obstacles situés au col de la vessie, ont trait à des lésions de la prostate ou à des affections mal déterminées ;

« 2º Hunter, Ev. Home, Ch. Bell, n'ont signalé que des tumeurs de la prostate. Ev. Home a parlé, il est vrai, de replis membraneux siégeant au col vésical ; mais il les attribue à un soulèvement de la membrane muqueuse par le gonflement du lobe moyen de la prostate.

« 3º En 1826 et 1828, M. Civiale a dit qu'il pouvait exister au col de la vessie un rebord membraneux étendu d'un lobe latéral de la prostate à l'autre ; mais il ne donne aucun détail sur la structure de ce repli qu'il parait attribuer, comme Ev. Home, au soulèvement de la membrane muqueuse.

« 4º C'est en 1834 seulement que les valvules uréthro-vésicales ont été mentionnées pour la première fois. M. Guthrie, qui les désigne sous le nom de *barre* ou de *barrière transversale*, en distingue deux espèces : les unes liées à l'hypertrophie de la prostate, les autres indépendantes de cette altération. Ces dernières seraient formées, suivant lui, par un épaississement chronique du tissu élastique, qu'il suppose exister au col de la vessie. Guthrie signale l'obscurité de leur développement et l'obstacle qu'elles apportent au passage des bougies et des sondes ; enfin il conseille de les inciser.

« De son côté, en 1837, M. Civiale signala de nouveau des saillies uréthro-vésicales produites par un soulèvement transversal de la partie inférieure du col de la vessie; mais il n'ajouta rien à ce que M. Guthrie en avait dit.

« Les premières recherches de M. Mercier sur les valvules prostatiques ont été publiées en 1836 ; et c'est en 1841 seulement qu'il a signalé l'existence de valvules dues à la rétraction des fibres musculaires placées autour du col vésical. Toutefois, ce que M. Guthrie avait seulement effleuré, M. Mercier l'a plus approfondi, et l'on doit reconnaître que ses publications ont jeté de vives lumières sur ce point très-peu connu de pathologie.

« Il en est de même du traitement. M. Guthrie, en 1834, avait fait la proposition d'inciser les valvules uréthro-vésicales, et décrit un instrument destiné à pratiquer cette opération. Cependant il ne dit pas l'avoir mis en usage; et sans doute cet instrument ne répondait pas au but qu'il s'était proposé, car il finit par conseiller une espèce de taille périnéale, comme Blizard l'avait déjà fait pour remédier aux engorgements de la prostate.

« M. Mercier avait décrit en 1839 un premier instrument destiné à pratiquer l'excision des valvules dont nous parlons; mais il le modifia en 1841, et se borna à la simple incision du col de la vessie. Depuis cette époque, il a perfectionné ses instruments, et celui qu'il emploie aujourd'hui ne laisse rien à désirer sous le rapport de la simplicité dans le mécanisme et de la sûreté dans l'exécution. (1) . . . . , ...

« Il résulte de cet examen que, si les valvules musculaires (2) du col de la vessie ont été aperçues par divers observateurs avant M. Mercier, on ne saurait contester à ce dernier le mérite de les avoir étudiées plus exactement qu'on ne l'avait fait avant lui, et surtout d'avoir établi, par des faits concluants, le traitement qui leur est applicable. Nous ajouterons enfin que la connaissance de cet état pathologique offre un grand intérêt pour le diagnostic des rétrécissements uréthraux (*Rapport*, p. 5 à 11).

« L'exposé que nous avons fait des recherches de M. Mercier prouve

---

(1) Ici se trouve un paragraphe qui a été reproduit tout entier, page 57.
(2) Voy. la note de la page 24.

qu'en ce qui regarde les rétrécissements de l'urèthre, cet auteur a émis, sur l'étiologie et la nature de ces lésions, des idées d'une haute portée, mais qu'il n'a presque rien ajouté aux ressources connues de la thérapeutique (1). Ses études sur les valvules musculaires du col de la vessie sont beaucoup plus complètes et présentent un grand intérêt. Toutefois il s'agit d'une lésion qui peut, il est vrai, simuler ou compliquer les rétrécissements de l'urèthre, mais qui, au point de vue nosologique, en est essentiellement distincte. C'est pourquoi, tout en rendant justice à ces remarquables travaux, nous ne pouvons les admettre comme répondant au programme formulé par le fondateur de ce concours (*ibid.* p. 43).

« M. Mercier s'est occupé des maladies de la prostate et notamment des saillies valvulaires qu'amène au col vésical l'hypertrophie de cet organe.... Il a présenté un instrument fort ingénieux pour en pratiquer l'excision. Les faits nombreux dont votre commission a été témoin sanctionnent l'importance et l'utilité de ce procédé opératoire (*ibid.* p. 44).

« M. Mercier a présenté un brise-pierre à mors plats et une sonde à double courant destinée à évacuer les fragments de calcul : ces instruments paraissent appelés à rendre des services réels à la lithotritie (*ibid.* p. 45). »

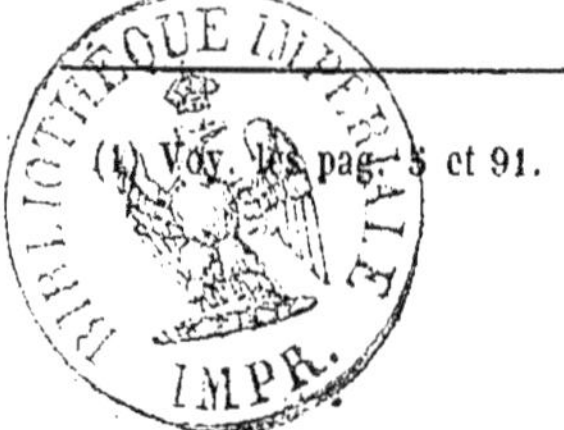

(1) Voy. les pag. 5 et 91.

<h1 style="text-align:center">PRINCIPAUX TRAVAUX DE L'AUTEUR.</h1>

Mémoire sur quelques particularités de l'histoire des fractures de l'extrémité supérieure du fémur; *Gazette médicale*, 1835.

Recherches anatomiques sur la prostate des vieillards; *Bulletins de la société anatomique*, 1836.

Mémoire sur certaines perforations spontanées de la vessie non décrites jusqu'à ce jour; *Gazette médicale*, 1836.

Sur la nécrose spontanée des parties spongieuses des os; *Journal des connaissances médico-chirurgicales*, 1837.

Mémoires sur l'introduction de l'air dans les veines et sur un nouveau moyen de prévenir la mort qui en est l'effet; *Gazette médicale*, 1837 et 1838.

Mémoire sur la péritonite considérée comme cause de stérilité chez les femmes; *ibid.*, 1838.

Sur l'influence des rétrécissements organiques de l'urèthre dans l'application de la taille et de la lithotritie, in-4°, 1839.

Sur l'inflammation des vaisseaux capillaires des tissus, considérée comme cause des rétrécissements du rectum, de l'urèthre, etc.; *Gazette médicale*, 1839.

Mémoire sur un nouveau moyen de diagnostiquer les diverses déformations de la prostate; *Arch. gén. de méd.*, 1839.

Bulletins et compte-rendu des travaux de la Société anatomique pendant l'année 1839, un vol. in-8°.

Mémoire sur la véritable cause et le mécanisme de l'incontinence, de la rétention et du regorgement d'urine chez les vieillards; *Gaz. méd.*, 1840.

Mémoire sur les inflammations, ulcérations et fistules de l'urèthre, produites et entretenues par le séjour des sondes dans ce canal; *Journ. des conn. méd. chir.*, 1840.

Mémoire sur une saillie particulière de la valvule vésico-uréthrale, formant barrière au col de la vessie et déterminant la rétention d'urine; *L'Examinateur médical*, 1841.

De la tympanite, considérée comme cause de mort rapide (avec la collaboration de M. Dechambre); *ibid*, 1841.

Quelques remarques sur la marche de la blennorrhagie chez les femmes; *Revue médicale*, 1843.
